Barbara Simonsohn

Zistrose

Immunschutz und Entgiftung aus der Natur

Kompakt-Ratgeber

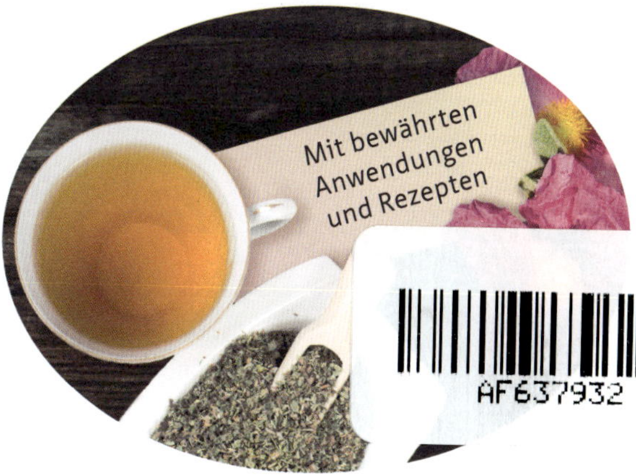

Haben Sie Fragen an den Verlag?
Anregungen zum Buch?
Erfahrungen, die Sie mit anderen teilen möchten?

Nutzen Sie unsere sozialen Netzwerke:
www.mankau-verlag.de/forum

Impressum

Bibliografische Information der Deutschen Nationalbibliothek
Die Deutsche Nationalbibliothek verzeichnet diese Publikation in der Deutschen Nationalbibliografie; detaillierte bibliografische Daten sind im Internet über http://dnb.d-nb.de abrufbar.

Barbara Simonsohn
Zistrose. Immunschutz und Entgiftung aus der Natur
Kompakt-Ratgeber
ISBN 978-3-86374-611-7
2. Aufl. 2023 (1. Aufl. 2021)

Mankau Verlag GmbH
D-82418 Murnau a. Staffelsee
Im Netz: www.mankau-verlag.de
Internetforum: www.mankau-verlag.de/forum

Lektorat: Redaktionsbüro Julia Feldbaum, Augsburg
Endkorrektorat: Susanne Langer-Joffroy M. A., Germering
Cover/Umschlag: Guter Punkt GmbH & Co. KG, München
Layout: X-Design, München
Satz und Gestaltung: Lydia Kühn, Aix-en-Provence, Frankreich
Energ. Beratung: Gerhard Albustin, Raum & Form, Winhöring

Bildnachweis:
© **Fa. Kasimir & Lieselotte** 4, 5, 22–23, 20, 88, 100, 109, 110, 126
© **Dr. Pandalis** 7, 16, 19, 41, 50, 52, 95, 97–99
© **Cornelia Simonsohn** 92
© **stock.adobe.com** 5, 80–81: Halfpoint; 10: katinkah; 12: Богдан Скрипник; 15: PIXATERRA; 21: cynoclub; 27 Kreis: spline_x; 27 Hintergrund: Nataraj; 30: fancytapis; 33, 76: designua; 47: sveta; 57: Olga; 58: Prrrettty; 61: Artemida-psy; 65, 71: hjschneider; 82: One Pixel Studio; 83: Benjavisa Ruangvaree; 85: Madeleine Steinbach; 86: istext; 87: oksix; 89: Andrea; 90: Anna_ok; 91: Studio KIVI

Druck: Westermann Druck Zwickau GmbH, Zwickau/Sachsen

MIX
Papier aus verantwortungsvollen Quellen
FSC® C110508
FSC
www.fsc.org

Hinweis für die Leser:
Die Autorin hat bei der Erstellung dieses Buches Informationen und Ratschläge mit Sorgfalt recherchiert und geprüft, dennoch erfolgen alle Angaben ohne Gewähr. Verlag und Autorin können keinerlei Haftung für etwaige Schäden oder Nachteile übernehmen, die sich aus der praktischen Umsetzung der in diesem Buch vorgestellten Anwendungen ergeben. Bitte respektieren Sie die Grenzen der Selbstbehandlung und suchen Sie bei Erkrankungen einen erfahrenen Arzt oder Heilpraktiker auf.

Vorwort

»Ist die Zistrose eine neue Rosenzüchtung?«, fragen mich Seminarteilnehmer, wenn ich ihnen von meinem neuen Buchthema erzähle. Nein, die Zistrose ist eine uralte Spezies, schon in der Antike verehrt als Heilpflanze der Götter, mehrmals in der Bibel erwähnt, zwischendurch aber fast in Vergessenheit geraten. Es ist Zeit, dass Cistus aus ihrem Dornröschenschlaf erwacht und bekannter wird.

Sie scheint in dieser Zeit wie vom Himmel gefallen, hilft sie doch gegen Viren und Bakterien, innerlich wie äußerlich, und außerdem schützt sie vor Entzündungen und leitet Schwermetalle aus. Die Zistrose entlastet unser Immunsystem, wirkt Demenz und Alzheimer entgegen, hilft bei Hautproblemen jeder Art, gleicht den Blutzuckerspiegel aus, kann gegen Krebs eingesetzt werden und schützt vor Karies und Parodontose. Sogar als Schönheitsmittel hat sich die Zistrose bewährt.

Fast möchte ich diese Pflanze als Adaptogen bezeichnen, die körperliche und seelische Funktionen optimiert.

Lassen Sie sich von der Kraft der Zistrose überraschen!

Ihre Barbara Simonsohn

Inhalt

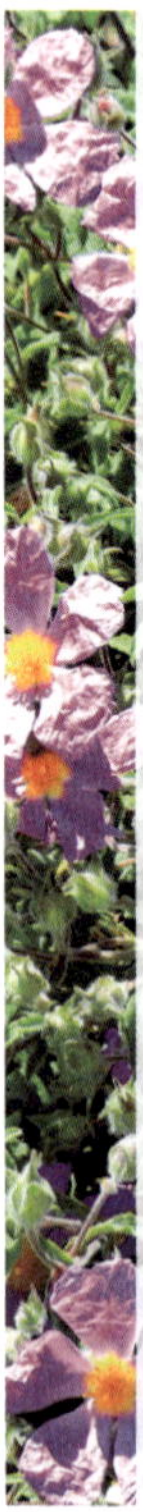

Zistrose – ein Schatz für die Gesundheit 23

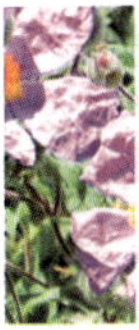

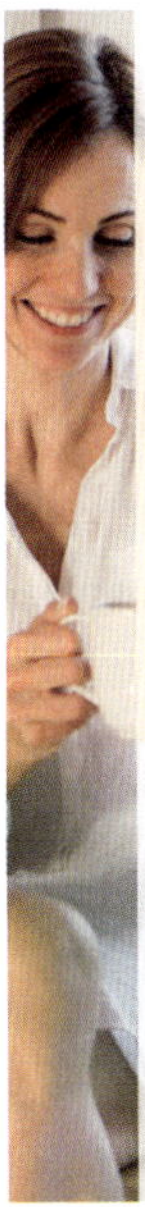

Die Zistrose – eine uralte Heilpflanze

Während ich diese Zeilen schreibe – im Mai 2021 –, flacht gerade die dritte Welle der Corona-Pandemie in Deutschland ab. Was in meinen Augen in der Öffentlichkeit viel zu wenig berücksichtigt wird, ist die Frage der Prophylaxe. Wie stärke ich mein Immunsystem, sodass es entweder zu gar keiner Infektion kommt oder diese milde verläuft? Für mich ist klar, warum besonders alte Menschen von schweren Krankheitsverläufen betroffen sind. Im Alter »schwächelt« das Immunsystem. Es gibt aber auch hier Möglichkeiten, seine Abwehrkraft fit zu halten. Dazu gehören Bewegung an frischer Luft, befriedigende soziale Beziehungen – Einsamkeit ist das »neue Rauchen« –, Techniken für den Stressabbau und für Tiefenentspannung, eine vollwertige, pflanzenbasierte Ernährung und ein Sinn im Leben. Ob er sich im Beruf verwirklichen lässt, in der Betreuung der Enkelkinder oder in einer ehrenamtlichen Tätigkeit, ist ganz egal.
Sie lernen in diesem Buch eine ganz besondere Heilpflanze kennen. Sie wurde schon im 4. Jahrhundert vor Christi Geburt für medizinische Zwecke erwähnt, als Grabbeilage gefunden und für religiöse Rituale verwendet (www.zentrum-der-gesundheit.de). Optisch ist sie eher unscheinbar. Wenn sie blüht, bezaubern aber ihre Blüten, wie aus Seidenpapier, in allen möglichen Farben

von Rosa über Weiß oder Violett. Ich habe die Zistrose vor zwei Jahren auf La Palma kennengelernt – auf einer Wanderung mit einem kräuterkundigen Bergführer. Wir waren bezaubert von dem Blütenmeer und den silbrig glänzenden Blättern dieser alten Heilpflanze. Die Ureinwohner der Kanaren, die Guanchen, nutzten sie bei langen Wanderungen als Kräftigungs- und Wundheilungsmittel, so erzählte unser Wanderführer.
In meinen Augen ist die Zistrose die ideale Pflanze für die Stärkung unseres Immunsystems. Weil ihre Wirkstoffe, vor allem die Pflanzenbegleitstoffe (Polyphenole), schon im Rachen wirken, werden beispielsweise Viren beim Lutschen von Zistrosenpastillen ausgeschaltet und können gar nicht erst in den Organismus gelangen. Dies wurde mehrfach durch wissenschaftliche Studien bestätigt.

Zistrosenernte in Griechenland

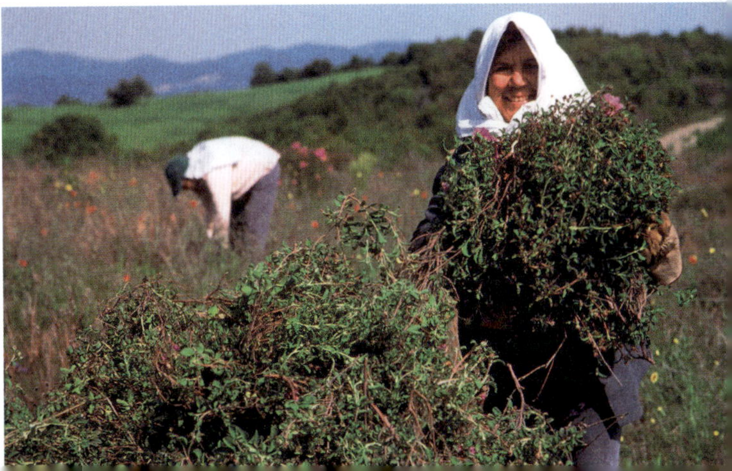

Die Zistrose kann noch viel mehr. Sie mindert negative Folgen von oxidativem Stress, weil ihre Inhaltsstoffe in der Lage sind, freie Radikale (aggressive Sauerstoffverbindungen) zu neutralisieren. Bei der Entstehung vieler Krankheiten spielt oxidativer Stress die entscheidende Rolle. Die Zistrose hilft bei Durchfällen und schützt die Magenschleimhaut. Sie wirkt bei Hautproblemen wie Neurodermitis oder Akne und vermindert die Faltenbildung. Auch bei Karies und Parodontitis entfaltet sie ihre prophylaktische und heilende Wirkung. Bei Hämorrhoiden hilft ein Sitzbad mit Zistrosenaufguss. Die Heilpflanze aus dem Mittelmeerraum wirkt gegen krank machende Pilze, Viren und Bakterien. Bei Erkältung und Grippe sorgt sie für einen schnelleren Heilungsverlauf. Die Zistrose hat sogar antidiabetische Eigenschaften. Selbst als Prophylaxe gegenüber Nervendegeneration im Gehirn mit der Folge von Demenz und Alzheimer dient diese Pflanze. Sie leitet zudem Schwermetalle aus.
Mit der Zistrose erweitern wir unsere Hausapotheke durch eine Power-Heilpflanze, einen Allrounder, der wie geschaffen erscheint für den Menschen der heutigen Zeit. Die Anwendung ist einfach, es gibt auch fertige Präparate, und wer Lust und Zeit hat, kann sich zum Beispiel seine eigenen Hautpflegeprodukte herstellen.
Alle Aussagen im Buch sind durch wissenschaftliche Studien belegt. Ich hoffe, die Zistrose als Schatz unter den Heilpflanzen bekannter zu machen, sodass sie den Platz in der Naturheilkunde einnimmt, den sie verdient.

INFO

CISTUS X INCANUS L. PANDALIS

Fast alle wissenschaftlichen Studien wurden mit der Zistrosenart und den daraus gewonnenen Produkten durchgeführt, welche die Firma »Dr. Pandalis Urheimische Medizin« in Griechenland als besonders wirkkräftig entdeckt hat. Das heutige Wissen über die Zistrosenart *Cistus x incanus* verdanken wir hauptsächlich dem Firmengründer und seiner Großmutter. Die von Dr. Pandalis entdeckte und besonders wirksame Zistrosenvarietät steht unter Sortenschutz mit Anerkennung der EU und trägt dementsprechend den Namen *Cistus x incanus L. Pandalis*. Nur für diese Varietät gilt auch die Anerkennung als »Novel Food«, als neuartiges Lebensmittel der Novel-Food-Verordnung. Für diejenigen, die sich Samen der Pflanze im Internet besorgen: Die Zistrose wächst zwar auch bei uns, wird aber bei Weitem nicht die Phenol- und Vitalstoffzusammensetzung erlangen wie die Pflanze, die wild in ihrer natürlichen Umgebung in einem bestimmten Teil von Griechenland wächst und dort sorgfältig per Hand geerntet wird, um nicht mit Beikräutern vermengt zu werden.

Die Philosophie der Firma Pandalis ist eine ganz besondere. Den Begriff »urheimisch« kreierte der Firmengründer, um diejenige Lebensweise zu beschreiben, die den Menschen in ihrem jeweiligen Kulturkreis seit Generationen vertraut ist. »So gelten für uns Mitteleuropäer diejenigen

INFO

Pflanzen als urheimisch, die ihren Ursprung in Europa haben bzw. seit mehreren Generationen in Europa positiv erprobt wurden. Häufig handelt es sich dabei um in Vergessenheit geratene Gewürz-, Gemüse- und Heilpflanzen, die besonders reich an speziellen bioaktiven Substanzen sind« (www.pandalis.de). Ein urheimisches Getränk ist zum Beispiel der Cystus®-Tee.
Um die Erkenntnisse aus drei Jahrzehnten Forschungsarbeit der interessierten Öffentlichkeit zu vermitteln, gründete Dr. Pandalis die »Akademie zur Förderung traditioneller europäischer Pflanzen für Ernährung und Medizin«. »Urheimische Philosophie« schließt Demut und Respekt vor der Schöpfung ein, Rücksicht auf Mitgeschöpfe und sinnvolle, ehrliche Forschung. Viermal im Jahr kann man kostenlos die »Urheimischen Notizen« beziehen und sich über den neuesten Stand der Forschung informieren. Alle Rohstoffe stammen aus kontrollierten Wildsammlungen, anerkannt und überwacht durch den »Prüfverein Verarbeitung ökologischer Landbauprodukte e.V.«.

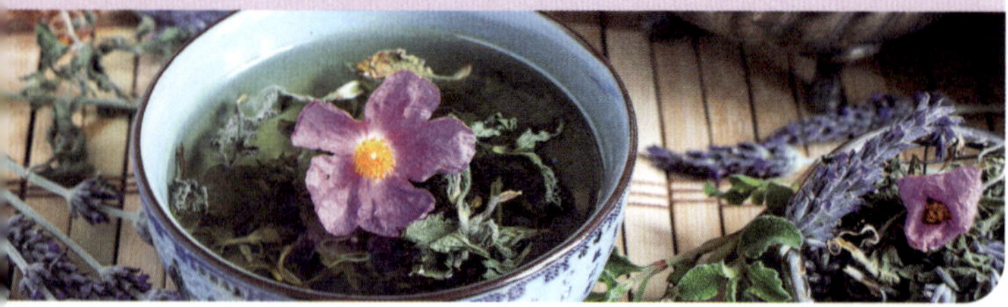

Geschichte und Volksmedizin

Die Zistrose oder Cistus spielt eine große Rolle in der Volksmedizin der Mittelmeerländer. Im Alten Testament findet man das Zistrosenharz (Ladanum) in 1. Mose 37,25 – »ihre Kamele waren mit Tragakant, Mastix und Ladanum beladen« – und 1. Mose 43,11 erwähnt: »etwas Mastix, etwas Honig, Tragakant und Ladanum, Pistazien und Mandeln« (als Geschenk). Im Grabtuch von Turin finden sich Spuren vom Zistrosenharz – dies wurde statt oder in Kombination mit Weihrauch für rituelle Zwecke verwendet.

Schon im 4. Jahrhundert vor Christi wurden äußerlich bestimmte Zistrosenarten zur besseren Wundheilung und für bakterielle Infektionen von Wunden genutzt (Petereit u. a. 1992). Das Harz aus den Blättern wird schon vom griechischen Arzt Pedanios Dioskurides im 1. Jahrhundert nach Christi Geburt in seiner fünfbändigen »Materia medica« erwähnt und wurde schon früh zur Schönheitspflege, zum Räuchern und als Heilmittel verwendet, wobei sich dies eher auf andere Cistusarten bezieht wie *Cistus ladanifer* und *Cistus creticus* (Finzel 2011). Der berühmte Arzt der Antike empfahl Cistus bei Hauterkrankungen, wuchernden Narben, Ohrenschmerzen, zur Entwässerung, als Mittel gegen Durchfall und Husten und für vieles mehr (vgl. ebd., S. 19). Durch einen Übersetzungsfehler, der erst im 16. Jahrhundert von deutschen Gelehrten korrigiert wurde, geriet die potente Heilpflanze über Jahrhunderte ins Abseits.

INFO

ES WAR EINMAL ...

Von der Cistuspflanze gibt es eine schöne Legende. Die Götter berieten sich auf dem Olymp über die besondere Heilkraft von Heilpflanzen. Sie beschlossen, dass die Zistrose die ehrenvolle Aufgabe erhalten solle, verwundeten Kämpfern ein Heilmittel zu schenken, das ihre Wunden schnell schließen würde. Den Göttinnen war dies zu einseitig. Sie fanden der Legende zufolge, dass die Zistrose auch Frauen zugutekommen sollte. So erhielt die Pflanze die Fähigkeit, bei der Geburt von Kindern zu helfen und die Schönheit der Frauen zu bewahren. Bis zum heutigen Tag erfüllt die Zistrose sowohl das eine als auch das andere und hat noch viel, viel mehr zu bieten, als sich die Götter damals vorstellen konnten (vgl. Harnisch 2010).

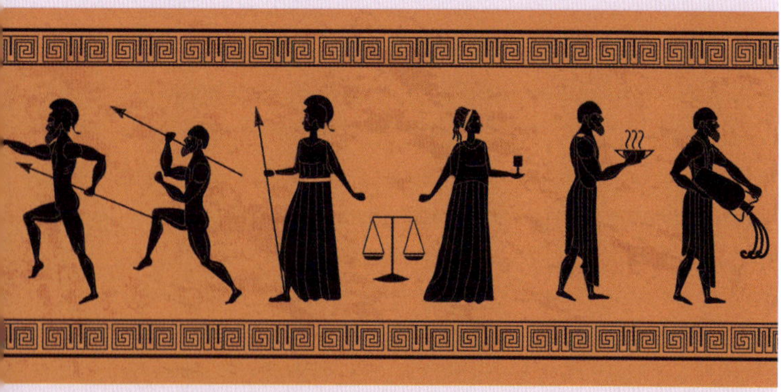

Traditionell wurde die Zistrose in Form von Tee verwendet, als Kosmetikum und Arzneimittel. Hautentzündungen, Schleimhauterkrankungen, Akne, Grippe, Mandelentzündung, Pilzinfektionen, Wundheilungsstörungen, Magen-Darm-Erkrankungen sind nur einige der traditionellen Anwendungen, für die Cistus auch heute noch herangezogen wird (vgl. Harnisch 2010, S. 25). Petereit weist in seiner Doktorarbeit darauf hin, dass die Droge aus luftgetrockneten Pflanzenteilen je nach Indikation sehr spezifisch zubereitet wurde (Petereit u. a. 1992). Für die Behandlung von Hautentzündungen und zur Unterstützung von Wundheilungsprozessen und Körperwaschungen für Wöchnerinnen wurden kurz gekochte wässrige Extrakte eingesetzt, während zur Infektionsprophylaxe Pflanzenteile zu einem Brei verarbeitet wurden, der auf offene Wunden aufgetragen wurde. Ein lang gekochter wässriger Extrakt wurde bei Durchfall verabreicht (vgl. Petereit u. a. 1992, S. 164). Mittlerweile weiß man durch die entsprechende Forschung, warum die Pflanze und ihre Wirkstoffe den gesamten Organismus entgiften, den Körper entschlacken und entsäuern und Alterungsprozesse auch auf Zellebene verlangsamen. Ich habe bereits zahlreiche Bücher über Heilpflanzen geschrieben. Meine Erfahrung ist: Was in der traditionellen Volksmedizin gilt, wird nach und nach von der modernen Wissenschaft bestätigt. So ist es auch mit Cistus. Was der Arzt Dioskurides im ersten nachchristlichen Jahrhundert zu Papier brachte – Cistus als Heilmit-

tel gegen Geschwüre, Durchfall, Brandwunden –, belegen moderne wissenschaftliche Studien.
Mit der Zistrose haben wir in meinen Augen eine alte Heilpflanze zur Verfügung für viele Probleme der heutigen Zeit. Unsere Lebensweise und der Qualitätsverlust vieler Lebensmittel schwächen das Immunsystem. Mit dieser urwüchsigen Wildpflanze können wir uns in unserer besonderen Zeit der viralen und bakteriellen Erkrankungen – auch der multiresistenten Keime, bei denen immer mehr Antibiotika nicht mehr wirken – wappnen: mit der Kraft der Natur, ohne Nebenwirkungen, Gefahr der Überdosierung oder Gewöhnungseffekte.

INFO

DIE UNTERSCHIEDLICHEN HEILWIRKUNGEN DER VERSCHIEDENEN ZISTROSENARTEN

Der Kräutergelehrte Jacobus Theodorus Tabernaemontanus (1522–1590) benennt die Zistrose in seinem berühmten Kräuterhandbuch aus dem Jahr 1470 fast zärtlich als »Ciströslein« (vgl. Harnisch 2010, S. 11). Vielleicht ist die Langlebigkeit vieler Menschen in einigen Teilen Griechenlands auf den Konsum von Cistustee zurückzuführen. Verschiedene Unterarten der Zistrose haben offenbar verschiedene Schwerpunkte, was ihre gesundheitsfördernden Eigenschaften betrifft. Die

INFO

Blüten und Knospen von *C. laurifolius* werden in der Türkei abgekocht und gegen Geschwüre eingesetzt, und *C. salvii-folius* wird dort zur Behandlung von Krebs verwendet. Aus *C. creticus*, der kretischen Zistrose, wird Harz gewonnen, aber nur auf Kreta und Zypern, nicht in der Türkei, obwohl diese Unterart auch dort vorkommt. In zahlreichen antibakteriellen Tests schnitt *C. creticus* im Vergleich zu anderen türkischen Unterarten bei Weitem am besten ab, weil sie gegen eine große Vielfalt von pathogenen Bakterien wirksam war (vgl. Güvena 2004).

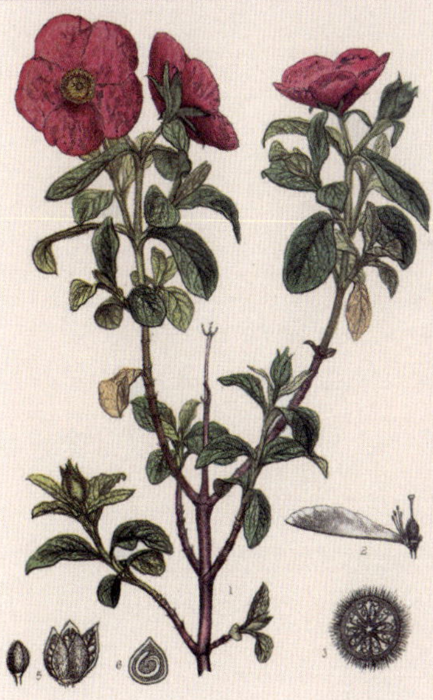

CISTUS CRETICUS, Linn.

Einige Pflanzen wurden traditionell als Tee geerntet und verwendet, andere hauptsächlich für ihr Harz (Ladanum). Das Zistrosenharz galt nicht nur als Schönheitsmittel und Kosmetikum, sondern als Mittel, um Haarausfall oder Durchfall zu stoppen, Narben zum Verschwinden zu bringen und als Hustenmittel (vgl. Harnisch 2010, S. 19). Von welchen Zistrosenarten Ladanum

INFO

in der Antike gewonnen wurde, lässt sich nicht mehr rekonstruieren. Heute wird das Harz jedoch durch Alkoholextraktion meist von der Lack-Zistrose *Cistus ladanifer*, einer engen Verwandten der Graubehaarten Zistrose *Cistus incanus*, gewonnen, die bedeutend mehr Harz produziert und vor allem in Südfrankreich und Marokko wächst (vgl. Finzel 2011, S. 18). Eine besondere Unterart der Taurischen Zistrose, *Cistus incanus ssp. Tauricus*, ist besonders bedeutsam als Grundlage für naturmedizinische Anwendungen. Die Taurische Zistrose wurde nach Tauricum benannt, weil sie erstmals auf der Krim beschrieben wurde und die Römer die Krim Tauricum nannten (vgl. Weidner 2019, S. 15).

In diesem Buch geht es größtenteils um die Graubehaarte Zistrose, die innerlich und äußerlich seit uralter Zeit als Schönheits- und Heilmittel verwendet wurde und jetzt dabei ist, ihren Siegeszug in der Naturheilkunde anzutreten. Vom Gemeinschaftlichen Sortenamt der Europäischen Union, »Community Plant Variety Office«, CPVO, ist die besonders phenolreiche Unterart unter dem Namen *Cistus x incanus L. Pandalis* als neu entdeckte Varietät anerkannt und bis Ende 2035 geschützt.

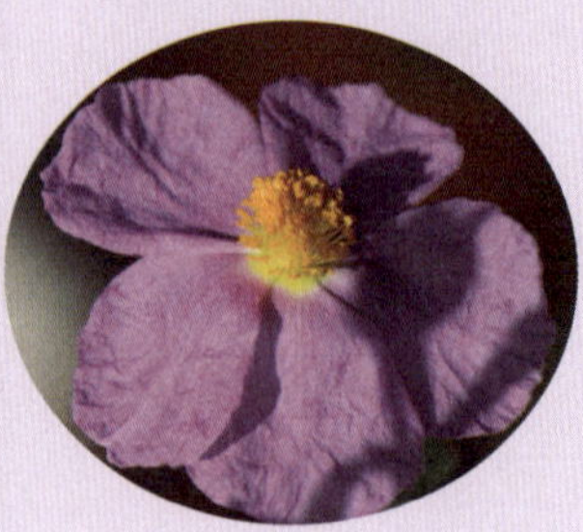

Zur Botanik

Die Zistrose ist eine Pionierpflanze von herber Schönheit. Ihre ätherischen Öle erfüllen im Sommer die Luft. So robust und genügsam die Pflanze ist, so zart und zerbrechlich wirken ihre Blüten, zart wie Seidenpapier.

Standort, Verbreitung, Aussehen

Die Graubehaarte Zistrose oder *Cistus incanus* ist ein Halbstrauch aus der Familie der *Cistaceae*, der Zistrosengewächse, die wiederum zur Ordnung der *Malvales* oder Malvenartigen gehört. An den Küsten des Mittelmeers ist sie weitverbreitet. Sie wächst hauptsächlich auf den ägäischen Inseln Griechenlands, an den Küsten Zyperns, der Türkei und der Balearen, aber auch in Nordwestafrika und auf den Kanarischen Inseln.
Zistrosensträucher wachsen in Macchien und Felsheiden auf trockenen und felsigen Böden bis 1300 Meter über dem Meeresspiegel (Pott, 2006). Eine Macchia – italienisch für »Gebüsch« – ist ein für den Mittelmeerraum charakteristisches immergrünes niedriges Gehölz. Ursprünglich wuchsen hier mal Wälder, die meist dem Holzschlag, zum Beispiel für den Schiffsbau, zum Opfer fielen. Durch intensive Beweidung der Macchien und die damit verbundene Bodenerosion entstanden niederwüchsige Felsheiden. Felsheiden sind in etwa mit den Heidelandschaften Nordeuropas zu vergleichen. Nach Bränden wurden die Brandflächen von Zistrosen als

genügsame Erstbesiedler bewohnt. Meist handelt es sich um *Cistus incanus*, die Graubehaarte Zistrose.
Cistusarten spielen auch für die Verjüngung von Wäldern eine wertvolle Rolle, indem sie Kiefernsämlingen wie auch Mykorrhiza-Pilzen, welche für ihr gutes Gedeihen unabdinglich sind, Schutz vor der Sonne bieten. Die Zistrose liebt volle Sonnenbestrahlung, ist genügsam und wächst besonders gut auf kalkigen, sandigen, magnesiumhaltigen Böden auf Silikatgestein.
Die Varietät *Cistus x incanus L. Pandalis*, mit der die allermeisten wissenschaftlichen Studien – ich schätze 98 Prozent – durchgeführt wurden, wächst ausschließlich in einer bestimmten Region Nord-Griechenlands. Es handelt sich um eine besonders polyphenolreiche und vitalstoffreiche Unterart. Die meisten gesundheitlich positiven Wirkungen wie die antiviralen und immunsystemstärkenden, beruhen auf der Aktivität der bioaktiven Pflanzenstoffe. Aufgrund ihrer großen Arten- und Gestaltenvielfalt wird Cistus auch als »Weltmeister des Polymorphismus« (Pott, 2006) bezeichnet. Je nach Standort können sich ähnlichsehende und nah verwandte Zistrosenpflanzen erheblich in ihren biochemischen und damit auch gesundheitlichen Eigenschaften unterscheiden. Cistus ist also nicht gleich Cistus!
Ausschließlich die wirkkräftige Unterart *Cistus x incanus L. Pandalis* wird für die Herstellung der Cystus®-Produkte der Firma Dr. Pandalis verwendet. Es handelt sich hierbei nicht um Plantagen, sondern um Wildwuchs, die Pflan-

zen werden per Hand geerntet und schonend an der Meeresluft getrocknet. Nur diese Varietät besitzt einen von der EU anerkannten Sortenschutz und die EU-Anerkennung als Novel Food – neuartiges Lebensmittel – im Rahmen der EU-Novel-Food-Verordnung. Der Name Cistus ist die lateinische Bezeichnung von Zistrose. Dr. Pandalis hat die Produkte aus seiner besonderen Varietät mit einem Ypsilon versehen, also Cystus.
Der immergrüne Strauch von *Cistus x incanus L. Pandalis* erreicht eine Höhe von bis zu einem Meter. Seine Blätter sind eiförmig-lanzettlich geformt und fein behaart. Durch zahlreiche Öltröpfchen, die in den Blättern eingelagert sind, erscheinen sie gräulich-grün. Sowohl Stängel als auch Blütenstiele und Kelchblätter sind mit weißen Haaren bedeckt. Die wunderschönen Blüten des aromatisch duftenden Strauches weisen fünf Kelchblätter von kräftiger rosaroter Farbe auf – mit einem Durchmesser von vier bis sechs Zentimetern. Sie stehen einzeln oder

Wild wachsende Zistrosen in Nordgriechenland

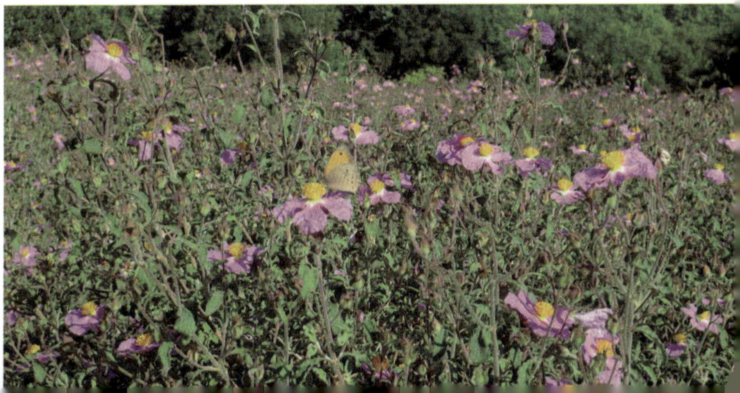

in Dolden bis zu siebt. Die fünf Kelchblätter sind lang zugespitzt und behaart.
Die Zistrosen auf La Palma gehören zumeist einer verwandten Art, *Cistus symphytifolius LAM*, an und haben eine lila bis malvenfarbige Tönung. Die Blütenblätter sehen aus wie knittrige Seide. Ein einziger Strauch bildet Hunderte von Blüten, die nach und nach über den ganzen Sommer hinweg blühen. Die Pflanzen reduzieren während Trockenperioden das Wachstum ihrer relativ langen Blätter und verstärken deren Behaarung. Dadurch wird die Verdunstung deutlich reduziert, was einen effektiven Schutzmechanismus gegen Austrocknung darstellt. Zistrosen sind also wahre Überlebenskünstler und werden sicherlich auch den Klimawandel überstehen. Auch wenn sie einen an Heckenrosen erinnern, sind die Zistrosen nicht mit Rosengewächsen verwandt, sondern bilden die eigenständige botanische Familie der Zistrosengewächse. Die Graubehaarte Zistrose wächst interessanterweise nicht auf der Iberischen Halbinsel.

Die herrlichen Blüten lieben auch Bienen.

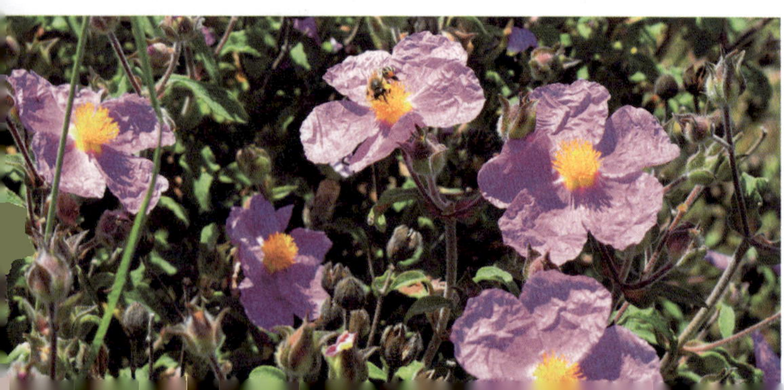

INFO

ZISTROSE IM EIGENANBAU?

Zistrosen sind nur bis minus zehn Grad winterhart. Aber auch wenn Sie einen Wintergarten haben, empfehle ich nicht, sie selbst anzubauen, zumindest nicht, um eine Heilwirkung zu erzielen. Als Kulturpflanze mit dem »falschen« Boden verliert die Heilpflanze einen Großteil ihrer Heilkraft. Die Natur lässt sich nicht nachahmen, und Wildpflanzen haben ein ganz anderes Spektrum an Inhaltsstoffen als Kulturpflanzen. Fritz Albert Popp spricht davon, dass Kulturpflanzen nur einen Bruchteil der Biophotonenspeicherkapazität oder Ordnungskraft wie Wildpflanzen aufweisen. Es ist nicht verkehrt, sich Samen zu besorgen und zu beobachten, wie eine Pflanze sich entwickelt und wächst. Nur können Sie nicht dieselbe Wirkung für Ihre Gesundheit erwarten, wenn Sie Tee aus selbst gezogenen Zistrosen verwenden.

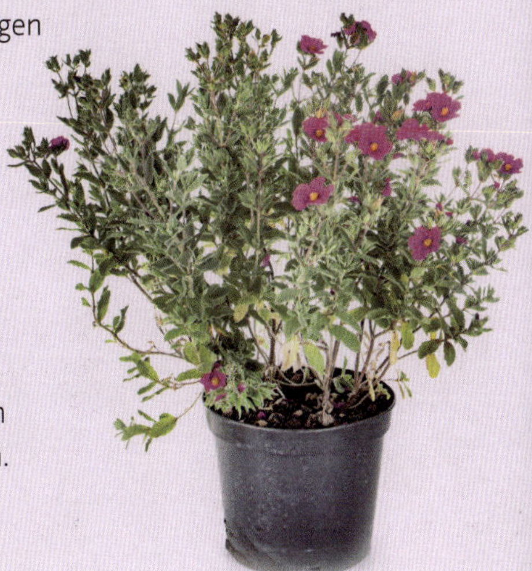

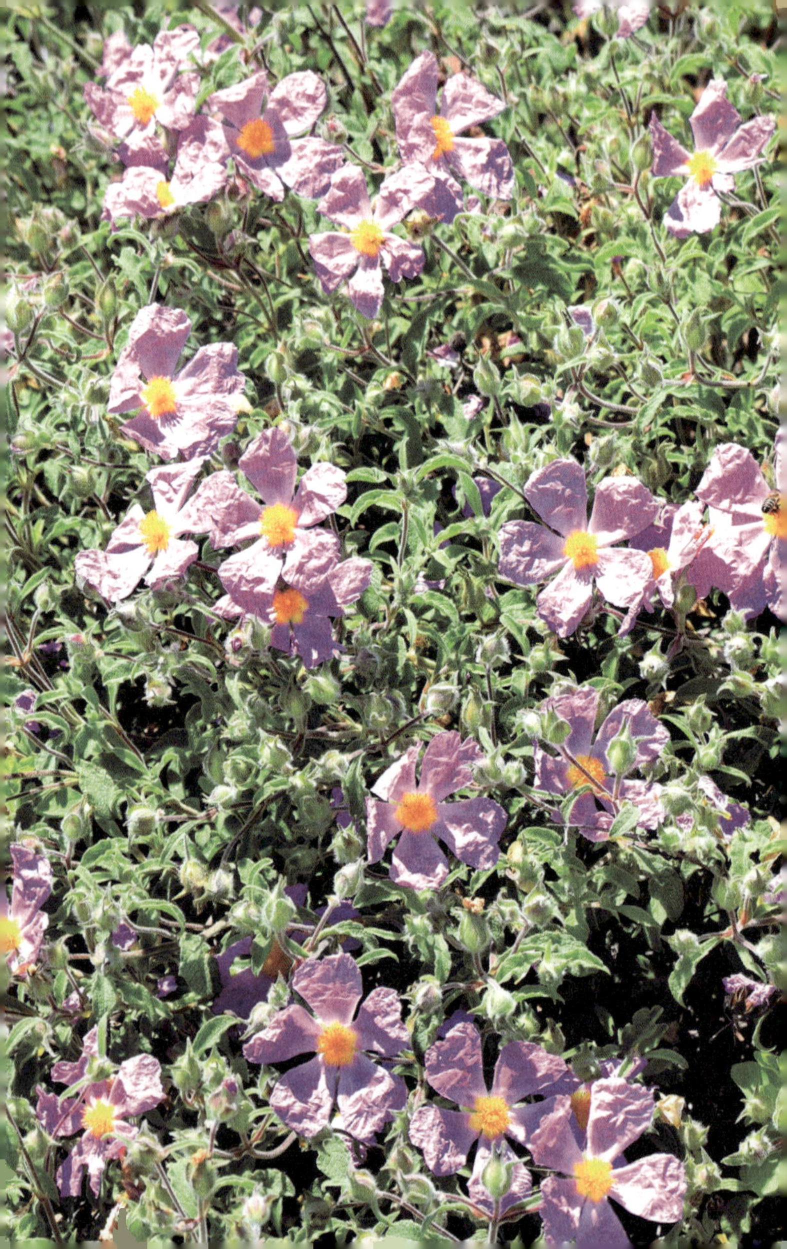

Zistrose – ein Schatz für die Gesundheit

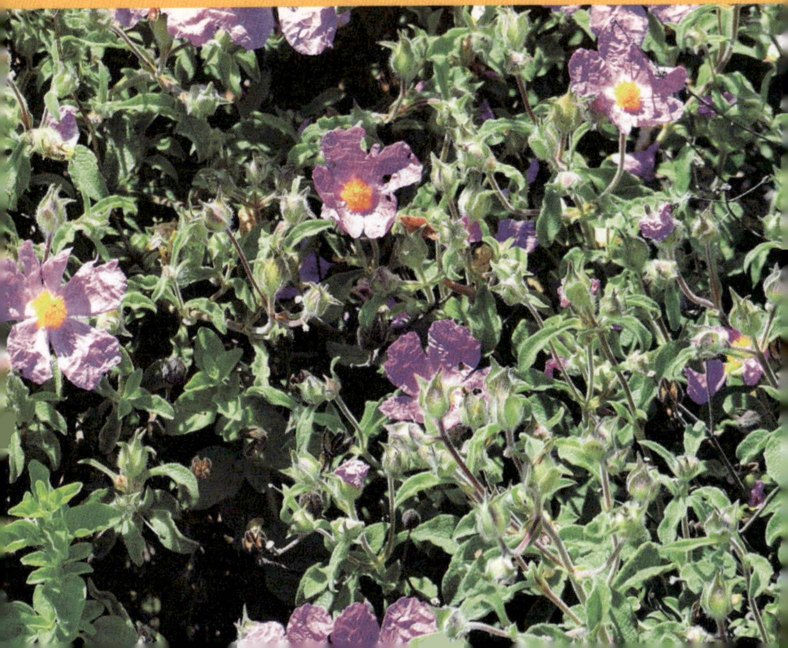

Die wichtigsten Inhaltsstoffe und ihre Bedeutung

Die Zistrose ist nicht nur eine herbe Schönheit, sondern zeichnet sich auch durch Gerbstoffe, Harze und vor allem besondere Pflanzenbegleitstoffe aus, die Polyphenole. Es handelt sich um eine Pflanze der Superlative mit einem beispiellosen antioxidativen Potenzial. Auch wenn ich Ihnen jetzt einige der Inhaltsstoffe im Detail vorstellen werde, bitte ich zu beachten: Das Ganze ist mehr als die Summe der Teile. Die Inhaltsstoffe der Pflanze wirken synergetisch miteinander – unterstützen ihre gegenseitige Wirkung. Davon profitieren wir gesundheitlich.

Die Biochemie der Pflanze

1999 wurde der Zistrose eine besondere Ehre zuteil: Sie wurde von deutschen Wissenschaftlern in Griechenland zur »Heilpflanze Europas« ernannt. Die Expertengruppe gehörte der wissenschaftlichen Institution *Herba Historica* an, die sich aus Biologen, Naturmedizinern, Medizinhistorikern und Vertretern der Grundlagenforschung an der Universität Würzburg zusammensetzte. Dr. Thomas Richter, Vorstandsmitglied der Wissenschaftsgesellschaft und Medizinhistoriker: »Wir sind von dem großen Potenzial des Wildkrautes überzeugt und wollen mit der Auszeichnung zur Pflanze Europas ein deutliches Signal setzen. Heilkundige der Vergangenheit wussten sehr genau, welche Kräuter und Pflanzen bei welchen Krankheiten am besten wirken« (Harnisch 2010, S. 12). Gut, dass das Wissen um diese außergewöhnliche Pflanze bewahrt blieb und die Forschung sich ihrer angenommen hat.

In Afrika, wo schriftliche Überlieferungen Seltenheitswert haben und Forschungen an heimischen Pflanzen in den Kinderschuhen stecken, sagt man: »Stirbt ein Medizinmann, geht eine Bibliothek in Flammen auf.«

Die Zistrose ist bekannt für ihre Fülle an sogenannten sekundären Pflanzenstoffen, vor allem Polyphenolen. Diese Stoffe, das wird ein eigenes Kapitel aufzeigen (→ Seite 31 ff.), dienen den Pflanzen als Phytohormone zur Kommunikation untereinander oder mit Bestäubern sowie als Schutz gegenüber Fressfeinden oder zur Abwehr gegen krank machende Bakterien, Viren und Pilze. Sekundäre Pflanzenstoffe sind zwar für die Pflanze nicht unmittelbar lebensnotwendig, für ein gesundes und langes Leben sind sie aber bedeutsam, und diese Fähigkeit geben sie an Mensch und Tier weiter. Die Zistrose ist besonders reich an diesen bioaktiven Substanzen. Normalerweise fressen Ziegen beispielsweise keine Zistrosen; das ändert sich jedoch, wenn sie krank sind. Vermutlich haben Menschen über Tierbeobachtungen die Heilkraft von Pflanzen wie der Zistrose auch für sich selbst entdeckt.

Die antioxidative Wirkung der Zistrose geht hauptsächlich auf diese Inhaltsstoffe zurück. Schon ein Schnapsglas voller Cystus® BIO Tee oder Cystus 052® Flüssigsud – das sind nur 20 Milliliter – hat die gleiche antioxidative Wirkung wie eine Tagesdosis von Vitamin C.

Hier eine Vergleichsstudie des LEFO-Instituts in Ahrensburg vom 21.2.2000:

Produkt	Antioxidatives Potenzial/ TEAC-Wert
Cystus® Tee	23,5 mmol Trolox/Liter
Cystus 052® Sud	24,0 mmol Trolox/Liter
Grüner Tee	8,5 mmol Trolox/Liter
Schwarzer Tee	3,1 mmol Trolox/Liter
Kamillentee	Weniger als 1,0 mmol Trolox/Liter
Rotwein	5,3 mmol Trolox/Liter
Kirschsaft	4,8 mmol Trolox/Liter
Holunderbeersaft	7,0 mmol Trolox/Liter
Zitronensaft, frisch gepresst	Weniger als 1,0 mmol Trolox/Liter
Apfelsaft	1,0 mmol Trolox/Liter
Ascorbinsäure-Lösung, 880 mg/Liter	5,6 mmol Trolox/Liter

Antioxidantien sind die Gegenspieler zu freien Radikalen, die sozusagen den Umsturz des Staates planen, die Zerstörung unseres Organismus.

Cistus x incanus L. Pandalis sticht aufgrund ihres Reichtums an Polyphenolen hervor, die im Wesentlichen ihre gesundheitlich bedeutsamen Wirkungen ausmachen. Bei einigen Zistrosenarten wie *Cistus ladanifer* oder *Cistus creticus* spielen Öle und Harze eine wichtige Rolle zum Verständnis ihrer gesundheitlichen Wirkungen. Sie verleihen der Pflanze ihren einzigartigen Duft. Die leicht flüchtigen ätherischen Öle bestehen vor allem aus Alkohol, Estern, Ketonen bzw. Terpenen. Pflanzen locken damit Bestäuberinsekten an oder wehren Schädlinge ab. Als man die ätherischen Öle der Pflanze untersuchte, fand man bei *Cistus incanus* einen hohen Anteil an Diterpenen, nämlich 59,23 Prozent, wobei Manoyloxid zu den Hauptkomponenten zählt (Danne 1994). Terpene können stimmungsaufhellend wirken, Entzündungen hemmen, entspannen und das Gedächtnis verbessern. Bestimmte Diterpene wirken antibakteriell, andere krebshemmend.

Cistus ladanifer, bekannt für ihr Öl und Harz

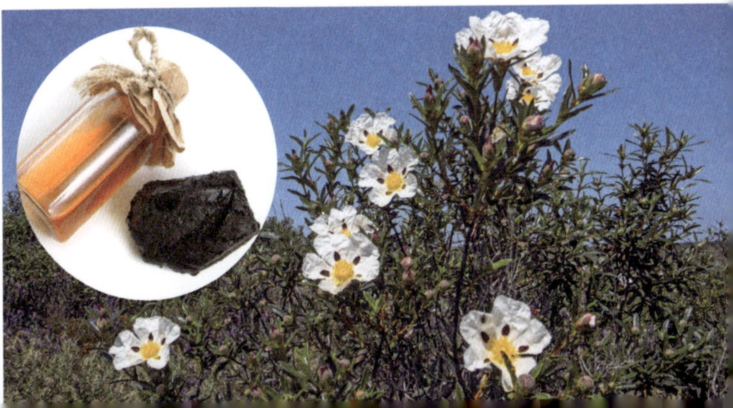

Harze sind zähflüssige Vitalstoffgemische, die zum Beispiel dem Wundverschluss dienen oder der Abwehr von feindlichen Insekten, Bakterien, Pilzen oder Viren. Das Zistrosenharz besteht hauptsächlich aus Ketonen, Alkohol, Phenolen sowie Harzsäureestern. Wie bereits erwähnt, wurden die Harze mancher Zistrosenarten aufgrund ihres aromatischen Dufts früher zusammen mit Weihrauch als Räucherwerk wie auch in kosmetischen Produkten verwendet. Diese Anwendungen erleben gerade wieder eine Renaissance.

Pflanzenbegleitstoffe – die Alleskönner für unser Wohlbefinden

Ein großer Teil der Heilkraft der Zistrose liegt in ihrem antioxidativen Potenzial – also in ihrer Fähigkeit, uns vor der Zerstörungskraft aggressiver Sauerstoffradikale zu schützen. Und ein großer Teil dieser Kraft liegt in den Polyphenolen begründet. Es gibt keine bisher untersuchte Pflanze, die eine derartige Konzentration an Phenolen aufweist wie die Zistrose, und hier besonders die Varietät *Cistus x incanus L. Pandalis*. Wichtig ist dabei nicht nur die Menge ganz bestimmter Polyphenole, sondern das Muster der Zusammensetzung der einzelnen Inhaltsstoffe, und dazu zählen nicht nur die Polyphenole selbst, sondern auch zum Beispiel Harze und Gerbstoffe. Das Ganze ist also mehr als die Summe seiner Teile. Salbei beispielsweise ist ebenfalls eine sehr polyphenolreiche Pflanze. Allerdings weist er im Gegensatz zu

Cistus x incanus L. Pandalis keine vergleichbare antivirale Wirkung auf (vgl. Ehrhardt 2007).
Dass die Zistrose 1999 zur europäischen »Pflanze des Jahres« ausgerufen wurde, hat sie auch ihren Rekordwerten an Polyphenolen zu verdanken, aber eben nicht nur ihnen. Gesundheitlich bedeutsame Wirkstoffe in Heilpflanzen wirken synergetisch zusammen, das heißt, sie unterstützen ihre Wirkung gegenseitig.

Antioxidantien

Sie schützen die Zellen und unsere DNA – unser Erbgut – vor der zerstörerischen Kraft von Sauerstoff- und anderen Radikalen. Freie Radikale sind instabile Moleküle, die so verzweifelt nach Elektronen suchen, dass sie diese aus ihrer Umgebung rauben. Oft ist unser Erbgut davon betroffen oder wichtige Proteine, Cholesterin-Teile oder die Zellmembran. Der Verlust von Elektronen verändert ihre Funktion und zerstört Zellen oder Zellteile. Freie Radikale wirken wie Geschosse, welche die Wände der Mitochondrien – der Energiefabriken in unseren Zellen – attackieren, Giftstoffe in die Zelle einschleusen und die DNA schädigen. Die Wirkung von freien Radikalen spielt eine Rolle bei der Entstehung von Herzerkrankungen, Krebs, Arthritis, Grauem Star, altersbedingter Makuladegeneration, AMD, Gedächtnisverlust, Rheuma, Diabetes, Arteriosklerose, Lungenerkrankungen, chronischen Entzündungen, bei schlecht heilenden Wunden, Demenz und Alterungsprozessen, um nur einige Beispiele zu nennen.

Antioxidantien sind die Gegenspieler zu freien Radikalen. Sie schenken freien Radikalen großzügig Elektronen, ohne selbst zu instabilen Elektronenräubern zu werden. Alle Antioxidantien in unserer Nahrung arbeiten zusammen als eine Art Familie, in der jeder eine wichtige Rolle spielt. Manche Antioxidantien wirken in der Zelle, andere zwischen den Zellen, dritte – wie zum Beispiel Betacarotin – auf deren Oberfläche.

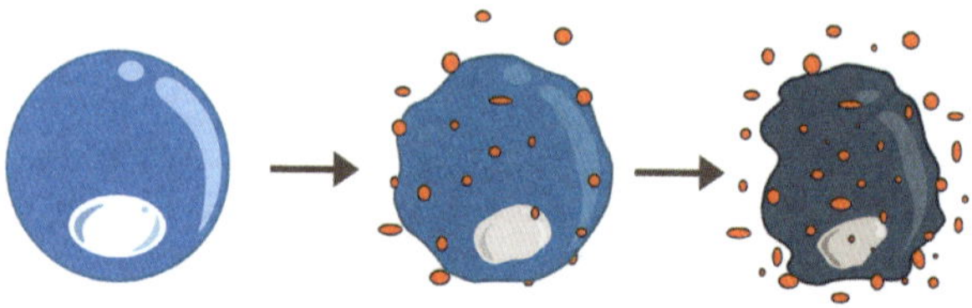

Normale Zelle *Freie Radikale beim »Angriff«* *Zelle mit oxidativem Stress*

Antioxidantien schützen vor Herzkrankheiten, indem sie verhindern, dass das »böse« Cholesterin LDL großen Schaden an den Arterieninnenwänden anrichtet. Damit bleiben die Arterien durchlässig, und das Herzinfarktrisiko sinkt, der Blutdruck bleibt niedrig. Sie schützen auch vor Krebs, indem sie Schäden an der DNA verhindern und reparieren, und die Bildung von krebserregenden Nitrosaminen verhindern. Sie schützen die Augen vor degenerativen Erkrankungen. Besonders die Antioxidantien Betacarotin, Lutein und Zeaxanthin spielen hier eine Rolle.

Antioxidantien aus Gemüse, Obst, Kräutern und Tees helfen auch der Lunge. Professor Jürgen Fischer emp-

fiehlt im Artikel »Gesunde Kost schützt die Lunge« vom Hamburger Abendblatt (am 13. März 2015) eine Mittelmeerkost mit vielen Antioxidantien wie Polyphenolen und den Vitaminen A, C und E, um Entzündungsprozesse in der Lunge zu vermeiden.
Besonders gefährdet durch den Angriff freier Radikaler ist das Gehirn, weil es den größten Sauerstoffanteil verbraucht und das Organ mit der niedrigsten antioxidativen Kapazität ist. Antioxidantien helfen dem Gehirn, seine Neuronen, Synapsen und Zellfortsätze zu schützen.

Polyphenole

Als Polyphenole werden aromatische pflanzliche Verbindungen bezeichnet, die sich – Achtung, es wird jetzt chemisch! – vom Phenol ableiten und mindestens zwei Hydroxygruppen an einem aromatischen Ring aufweisen. In Pflanzen sind Polyphenole zum Beispiel verantwortlich für die Blütenfarbe, das Aroma, den Schutz vor Schädlingen und Krankheiten. Sie haben also eine insektizide und fungizide Wirkung. Indem sie freie Radikale einfangen, schützen sie das innere Pflanzengewebe vor Oxidation. Diese Eigenschaft geben sie an uns Menschen weiter.
Cystus 052® Flüssigextrakt (der Firma Pandalis) zeichnet sich durch seinen hohen Gehalt an hochpolymeren Polyphenolen aus. Diese besonders großen Polyphenole sind die Besonderheit in Extrakten aus dieser Pflanze. Nachgewiesen wurden Flavonoide, insbesondere

Flavonole – Myricetin, Kaempferol, Quercetin-Derivate –, Tannine, Ellagitannine und Phenolsäuren wie Ellagsäure, Gallussäure und Hydroxyferulasäure. Verschiedene Cistusvarietäten weisen erhebliche Unterschiede hinsichtlich ihrer Polyphenolgehalte und -zusammensetzungen auf (vgl. Pott 2006 und das »Dossier nur für Fachleute«, März 2020, S. 20).
Polyphenole stellen aufgrund ihres breiten Wirkspektrums ein echtes Highlight der sekundären Pflanzenstoffe dar. »Sekundär« klingt leicht abwertend. Sie sind aber genauso wichtig für unsere Gesundheit wie Vitamine, auch wenn wir sie nur in geringen Mengen benötigen. »Vitamin« heißt Lebensstoff. Und genau dies sind auch Polyphenole: lebenswichtige Stoffe.
Für die Prophylaxe und begleitende Therapie von Krebs und anderen Krankheiten sind sekundäre Pflanzenstoffe oder »bioaktive Substanzen« sogar viel wichtiger als Vitamine. Sie stärken die Blutgefäße und das Immunsystem und schützen vor Entzündungen und Krebs. Pflanzen haben etwa 20 000 dieser phytochemischen Wirkstoffe entwickelt. Die Pflanze bildet Farbstoffe, Gerbsäuren und Geschmacksstoffe mit Polyphenolen oder Flavonoide, um sich vor UV-Licht oder Fressfeinden zu schützen. Polyphenole gehören zur Gruppe der Phytamine und sind an Bedeutung den Vitaminen ebenbürtig. Polyphenole wirken besonders in den Kraftwerken der Zellen, den Mitochondrien. Bei der Energiegewinnung in den Zellen entstehen die meisten freien Radikale. Daher

sind die bioaktiven Substanzen in Superfoods wie der Zistrose so wichtig für unsere Zellgesundheit. In meinen Augen ist Zellgesundheit der wahre Wohlstand. Polyphenole haben einen um rund 40 Prozent höheren antioxidativen Effekt als eine entsprechende Menge Vitamin E und beugen Herzinfarkt vor. Außerdem verhindern sie die Zusammenballung von Blutplättchen und wirken somit als Prophylaxe für Embolien. (Auch Baobab und Moringa sind beispielsweise gute Polyphenolquellen.) Polyphenole verhindern die Oxidation von Fetten. 60 Prozent des Trockengewichts des Gehirns bestehen aus Fett, und die Membrane all unserer Zellen enthalten ebenfalls Fette. Mit einer polyphenolreichen Ernährung können wir Gehirn und Zellen vor degenerativen Prozessen schützen – und damit vor Demenz und Alzheimer. Eine Studie der Vanderbilt University Medical Center, USA, konnte nachweisen, dass das Risiko, neurodegenerative Krankheiten zu bekommen, durch ausreichende Zufuhr von Polyphenolen um 76 Prozent gesenkt werden konnte (vgl. Simonsohn 2015, S. 97).

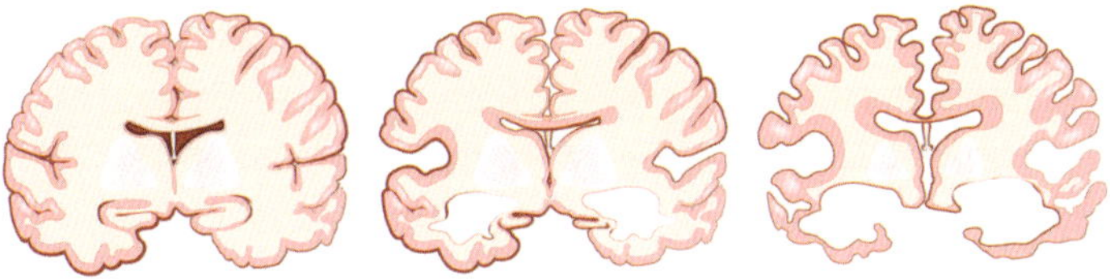

Gesundes Gehirn | *Geringfügige kognitive Einschränkungen* | *Massive Alzheimer-Erkrankung*

Polyphenole hemmen auch das Wachstum von Karies. Sie wirken als Gesundheits-Tausendsassa: immunmodulatorisch, antioxidativ, entzündungshemmend, antifungizid – zum Beispiel gegen Schimmelpilze –, antiviral, antiparasitär, antibakteriell und Herzinfarkt-vorbeugend.
Flavonoide sind eine Untergruppe der Polyphenole und in der Lage, Metallionen mit einer Art Isolierschicht zu umgeben. Man nennt das Chelatbildung. Auf diese Weise hemmen sie eine Reihe von Enzymen in schädlichen Viren und Bakterien und entfalten hierdurch eine starke entzündungshemmende, antivirale und antibakterielle Wirkung.
Catechine sind eine Untergruppe der Flavonoide, Sie kennen sie vielleicht vom Grünen Tee. Schon eine Tasse Grüner Tee erhöht die antioxidative Kapazität des Blutplasmas innerhalb von nur 30 bis 60 Minuten. Polyphenole in Grünem Tee sind Chemopräventiva gleichwertig. Die Zistrose enthält ein Mehrfaches an Polyphenolen wie Grüntee. Da Catechine zehnmal langsamer als Vitamin C, Vitamin E oder Betacarotin zerfallen, verlängern sie die Einsatzdauer dieser antioxidativ wirkenden Vitamine beträchtlich. Polyphenole können sogar die motorischen Fähigkeiten um 6 Prozent verbessern und damit zum Beispiel Menschen mit Multipler Sklerose helfen (vgl. Pratt/Matthews 2005).
Eine Dreimonatsstudie mit Frauen wies nach, dass Flavonoide wie Epicatechin und Catechin die Hautstruk-

tur und die Hautfunktion verbessern. Das Ergebnis: eine verbesserte Hautfeuchtigkeit und -elastizität, weniger raue und schuppige Haut. Auch Flavonoide gehören zu den Polyphenolen und bewahren nicht nur die Pflanze, sondern auch uns vor Schäden durch UV-Strahlung. Sie wirken antikanzerogen und schützen das Herz.
Ärzte wie Professor Dr. Walter Veith empfehlen Phytoöstrogene oder Flavonoide für Frauen wie Männer, einen Vortrag zu diesem Thema können Sie im Internet anschauen (http://www.videogold.de/vortrag-von-prof-dr-walter-veith-heilung-durch-pflanzen/). Untersuchungen zeigen, dass die Kombination von Catechinen in Pflanzen ein weitaus größeres Wirkspektrum besitzt als Einzelsubstanzen aus der Apotheke. Man spricht von sogenannten synergetischen Effekten (→ auch Seite 24, 29).
Das Flavonoid oder der bioaktive Pflanzenbegleitstoff Quercetin fängt äußerst erfolgreich freie Radikale und ist bekannt für seine Anti-Krebs-Wirkung. Alle sekundären Pflanzenstoffe hemmen außerdem Entzündungen. Auf der Basis von epidemiologischen Studien stellt die DGE fest, »dass Flavonoide, die über Lebensmittel zugeführt werden, mit einer Risikosenkung für Herz-Kreislauf-Krankheiten sowie bestimmte Krebskrankheiten assoziiert sind« (12. Ernährungsbericht der DGE, S. 367). Dies sind die Haupttodesursachen in den Industrienationen. Zistrose kann man ohne Übertreibung als »Feuerlöscher für freie Radikale« bezeichnen.

Hier finden Sie eine Übersicht der Polyphenole in Cystus® Bio Teekraut in wässrigen Auszügen, also gekochtem Tee, der fünf Minuten bei 95 Grad ziehen muss (P. Riehle u. a. 2013, 2014).

Polyphenole	Ermittelte Konzentration in mg pro 100 g Teekraut
Phenolsäuren	
Gallussäure	Ca. 20–30
Methylgallussäure	Ca. 10–30
Hydroxyferulasäure-5-O-rhamnosid	Ca. 20–40
Hydroxyferulasäure-4-O-rhamnosid	Ca. 40–80
Hydroxyferuloylrhamnose	Ca. 40–80
Hexahydroxydiphenylglucose	Ca. 20–140
Ellagsäure	Ca. 5–20
Ellagsäure-O-xylasid	Ca. 5–20
Flavanole (Catechine)	
Gallocatechin	Ca. 25–30
Catechin	Ca. 15–20
Gallocatechin-Catechin	Ca. 40–60
Myricetinglycoside	
Myricetin-3-O-galactoside	Ca. 60–80
Myricetin-3-O-glucosid	Ca. 5–10
Myricetin-Oxylosid	Ca. 5–10
Myricetin	Ca. 150–180

Polyphenole	Ermittelte Konzentration in mg pro 100 g Teekraut
Quercetinglycoside	
Quercetin-3-O-galactosid	Ca. 20–30
Quercetin-3-O-glucosid	Ca. 5–10
Quercetin-3-O-xylosid	Ca. 10–15
Quercetin	Ca. 35–40
Tilirosidisomere	
Trans-Tilirosid	Ca. 20–25
Cis-Tilirosid	Ca. 5–10
Ellagitannine	
Hexahydroxydiphenoylglucose 1	Ca. 10–15
Hexahydroxydphenoylglucose 2	Ca. 40–50

Außerdem wurden in *Cistus x incanus L. Pandalis* die Flavonole Kaempferol und Apigenin sowie das Catechin Epicatechin identifiziert.

Polyphenole unter der Lupe

Folgende gesundheitsfördernde Wirkungen von sekundären Pflanzenstoffen werden in der Literatur beschrieben:
antikanzerogen, antimikrobiell, antioxidativ, antithrombotisch, immunmodulierend, entzündungshemmend, günstiger Einfluss auf den Blutdruck, cholesterinspiegelsenkend, verdauungsfördernd, blutzuckerregulierend (vgl. Watzl/Leitzmann 1999).

Apigenin ist ein Flavon und in vielen Kräutern wie Kamille und Petersilie, aber auch in Sellerie vorhanden – und in der Zistrose. Studien konnten belegen, dass Apigenin in der Lage ist, die sogenannte Proliferation – Vermehrung von Krebszellgewebe – zu unterbinden. Damit kann Apigenin die Ausbreitung von Metastasen verhindern. Apigenin ist auch in der Lage, Hautschäden durch UV-Licht zu vermindern und wird zurzeit intensiv bei der Behandlung von Hautkrebs erforscht. Seine antioxidative Wirkung liegt vor allem darin begründet, die Konzentration an Glutathion, einem Antioxidans innerhalb der Zelle, zu erhöhen. Apigenin wirkt nicht nur antimutagen, sondern auch entzündungshemmend und wird daher in Kosmetikprodukten für sensible Haut verwendet. Es zeigt im Tiermodell eine beruhigende und angstlösende Wirkung, da es mit dem Benzodiazepin-Rezeptor im Gehirn interagiert, jedoch fehlen noch klinische Studien zur Wirkung beim Menschen (Viola u. a. 1995).

Ellagsäure ist besonders intensiv untersucht wegen ihrer antikanzerogenen Wirkungen, ihrem Anti-Krebs-Potenzial. Ellagsäure wird nach der oralen Aufnahme hauptsächlich zur Lunge transportiert und beugt in diesem Organ Krebs vor. Sie fördert die Bildung von Entgiftungsenzymen im Darm und verringert die Bioverfügbarkeit von Kanzerogenen – krebserzeugenden Substanzen (vgl. Watzl/Leitzmann 1999, S. 35). Aber nicht nur im Darm wirkt Ellagsäure krebshemmend. Ellagsäure inhibiert auch Hautkrebs. Ellagsäure unterbindet die Krebsentstehung, indem sie die Bindung von aktivierten Kanzerogenen an die DNA verhindert (vgl. ebd., S. 84). Zurzeit weiß man noch nicht, ob die hemmende Wirkung auf die Ellagsäure selbst zurückzuführen ist oder auf ihre Stoffwechselprodukte. Ellagsäure neutralisiert potenziell krebserregende Zellgifte und senkt bei genügender Zufuhr das Krebsrisiko um rund zwei Drittel (vgl. Pratt, Matthews 2005).

Epicatechin schützt das Herz, indem es die Funktion des Endothels, der Zellen der innersten Wandschicht von Lymph- und Blutgefäßen, stärkt. Dadurch können ein zu hoher Blutdruck sinken und Gefäßerkrankungen ausheilen.

Epigallocatechingallat, kurz EGCG, ist ein Catechin, das in *Cistus x incanus L. Pandalis* konzentriert zu finden ist. Im Labor konnte es in einer Kultur menschlicher Lungenkarzinomzellen die Apoptose, den Zelltod der Krebszellen, auslösen. EGCG wirkt als Radikalenfänger 20-mal stärker als Vitamin C. Eine Kombination von EGCG und Kurkuma hemmt übrigens das Wachstum von Tumorzellen und deren Metastasierung besonders effektiv.

Kaempferol hemmt ebenfalls die Krebsentstehung (vgl. Watzl/Leitzmann 1999, S. 85). Ähnlich wie Quercetin und Myricetin geht Kaempferol auch gegen die Histaminfreisetzung aus aktivierten Mastzellen vor und dämpft damit Entzündungs- und allergische Reaktionen. In Studien kamen Forscher zum Ergebnis, dass Flavonole wie Kaempferol das Risiko für Adenome im Darm, die krebsartig werden können, um sensationelle 76 Prozent verringern (vgl. »12. Ernährungsbericht der DGE«, S. 367).

Myricetin gehört neben Quercetin und Rutin zu den wirkungsvollsten Flavonoiden mit antioxidativer Wirkung. Die antioxidativen Eigenschaften der Flavonoide, besonders von Quercetin und Myricetin, beruhen hauptsächlich auf der Fähigkeit, Superoxidanionen abzufangen (vgl. Watzl/Leitzmann 1999, S. 115). Sie hemmen die Krebsentstehung, indem sie oxidationsempfindliche Vitamine, die selbst eine antikanzerogene Wirkung ausüben, schützen. Myricetin wie auch Quercetin stabilisieren Ascorbinsäure und haben dadurch einen »Vitamin-C-sparenden« Effekt (vgl. ebd.). Ihre Abbauprodukte fördern die Produktion des Zytokins Alpha-Interferon, welches für die Zerstörung von Tumorzellen von Bedeutung ist. Das Interferon aktiviert die Aktivität von natürlichen Killerzellen (vgl. ebd., S. 86). Studien belegen, dass Myricetin den Knochenstoffwechsel fördert und vor Herz-Kreislauf-Erkrankungen schützt. Außerdem sorgt dieses Flavonol für einen ausgeglichenen Blutzuckerspiegel (vgl. Simonsohn 2015). Myricetin gehört zu den Flavonoiden, welche die Histaminfreisetzung aus aktivierten Mastzellen blockieren, und bremst dadurch allergische und entzündliche Prozesse aus. Derzeit ist noch nicht bekannt, welche zellulären Komponenten in aktivierten Mastzellen mit Flavonoiden interagieren und die Histaminfreisetzung unterdrücken (vgl. ebd., S. 150 und 151). Cystus® Tee ist eine gute Idee für Menschen, die unter Histaminunverträglichkeit oder Allergien leiden.

Naringenin ist das dominierende Flavanon in Cistus. Es hat das Trolox-Äquivalent (mM) von 3,1, das heißt, dieses Flavanon hat das mehr als Dreifache antioxidative Potenzial wie eine wasserlösliche Form von Vitamin E,

Alte griechische Frauen genießen eine Tasse Zistrosentee.

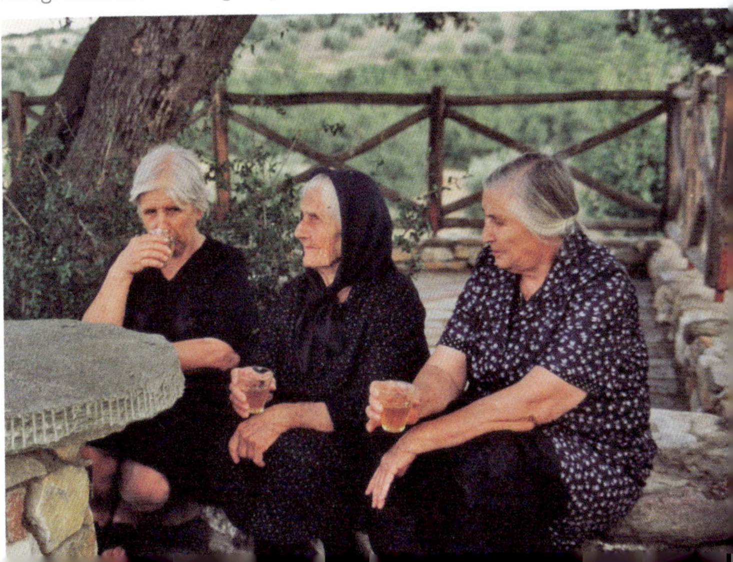

dem sogenannten Trolox (vgl. Watzl/Leitzmann 1999, S. 116). Naringenin findet sich auch in Zitrusfrüchten. Dieses Flavanon baut Cholesterin ab und verbessert die Insulinempfindlichkeit. Wissenschaftler halten die Substanz für ähnlich effektiv wie Diabetesmedikamente. Der Fettabbau in der Leber wird außerdem angeregt und dadurch der Entstehung einer Fettleber vorgebeugt (Yaakov Nahmias in »Focus online« vom 9.9.2015). Auch senkt Naringenin den Anteil des LDL-Cholesterins, ähnlich wie bei einer Fastenkur. Naringenin trägt also bei zu einer natürlichen Therapie von überhöhten Blutfettwerten, Typ-2-Diabetes und des metabolischen Syndroms (vgl. ebd.).

Quercetin gehört zu den Flavonoiden und ist unter diesen das am häufigsten vorkommende (vgl. ebd., S. 35). Dieses Flavonoid stellt ein kraftvolles Antioxidans gegen Entzündungen dar. Damit ist Quercetin wichtig für Menschen mit Heuschnupfen, chronischen Nebenhöhlenentzündungen, chronischer Bronchitis und Asthma. Eine hohe Aufnahme von Flavonoiden durch Gemüse, Obst und Tees steht für ein niedriges Magen-, Dickdarm- und Brustkrebsrisiko (vgl. Watzl/Leitzmann 1999, S. 84). Auch das Lungenkrebsrisiko wird verringert. Quercetin schützt auch vor Dickdarmkrebs und reduziert die Hautkrebsinzidenz und die Anzahl von Hauttumoren. Quercetin induziert den programmierten Zelltod der Krebszelle (vgl. ebd., S. 85). Flavonoide wie

Quercetin lagern sich an die DNA an und maskieren die Bindungsstelle für Kanzerogene, sodass diese nicht mehr mit dem Karzinogen reagieren kann (vgl. ebd.). Quercetin hat eine starke antioxidative Wirkung und hemmt zum Beispiel die Autoxidation von mehrfach ungesättigten Fettsäuren (vgl. ebd., S. 115).

Quercetin schützt LDL-Partikel vor Oxidation und wirkt damit der Arteriosklerose, dem Hauptrisikofaktor für Herzinfarkt, entgegen (vgl. ebd., S. 116). Bei Patienten mit Bluthochdruck sank dieser nach nur vier Wochen Quercetingabe signifikant, ebenso die Konzentration an oxidiertem LDL-Cholesterin im Blut (vgl. »12. Ernährungsbericht der DGE«, S. 367). Quercetin und andere Flavonoide dämmen die Aktivität von pathogenen Bakterien ein, welche Entzündungen hervorrufen, wie zum Beispiel Zahnfleischentzündungen (vgl. Watzl/Leitzmann 1999, S. 107). Auch eine Wirkung gegen Tollwut- und andere Viren wurde nachgewiesen. Flavonoide wie Quercetin beugen generell Infektionskrankheiten vor (vgl. ebd., S. 106). Die antivirale Wirkung beruht darauf, virale Proteine zu binden und die virale Nukleinsäuresynthese zu beeinträchtigen. Quercetin hat das Trolox-Äquivalent (mM) von 4,7, ist also 4,7-mal so wirksam als Antioxidans wie die wasserlösliche Form des Vitamin E, das sogenannte Trolox (vgl. ebd., S. 116).

Die Wirkung der Pflanze bei Krankheiten

In Aktion als Virenhemmer

Cistus x incanus L. Pandalis zeichnet sich durch ein einzigartiges Polyphenolmuster mit einem besonders hohen Anteil hochpolymerer, also besonders großer Polyphenole aus. Durch die Polyphenole werden Bakterien und Viren am Eindringen in den Körper gehindert. Es hilft so sowohl bei der Prophylaxe als auch bei der Therapie von Virusinfektionen und entlastet das Immunsystem. Zahlreiche wissenschaftlichen Studien belegen

INFO

DIE KRAFT DER ZISTROSE IN KÜRZE

Cistus wirkt antiviral, antibakteriell, immunstärkend, antientzündlich, antiallergen und hautverjüngend; dient der Karies- und Parodontitisprophylaxe, lindert Symptome von Akne und Neurodermitis, hilft bei Hämorrhoiden, eitriger Mandelentzündung und Erkältungen; leitet Schwermetalle aus, beugt Diabetes vor, fördert die Wundheilung, bekämpft erfolgreich *Helicobacter pylori* (einen Magenkeim), verlangsamt Alterungsprozesse, wirkt krebsvorbeugend, stimmungsaufhellend und nervenstärkend.

diese Wirkung. *Cistus x incanus L. Pandalis* erwies sich als wirksam gegen eine ganze Bandbreite von Grippe- und Erkältungserregern.
Professor Stephan Ludwig ist Virologe an der Universität Münster. Er untersuchte den Cistusextrakt »Cystus 052® Flüssigextrakt« der Firma Pandalis in Bezug auf alle möglichen Erkältungs- und Grippeviren, so auch den Stamm H7N9. Sein Resümee: »Die Wirksamkeit von Cystus 052® ... lässt den Schluss zu, dass Cystus 052® eine generelle antivirale Aktivität gegen Influenza-Viren hat« (Ludwig, 2014 und 2012).
Im Leitfaden der Phytotherapie wird sogar propagiert, dass angesichts der teuren und aufwendigen Bemühungen, wirksame Impfstoffe gegen manche Grippeviren in den Verkehr zu bringen, Cystus 052® Flüssigextrakt ein großes prophylaktisches und therapeutisches Potenzial besitzen würde (Wegener, Kammerer, Schilcher, 2010).
Schon 2005 und 2006 ergaben Forschungen mit dem Extrakt an menschlichen Lungenepithelzellen, die mit Grippeviren infiziert wurden, eine starke Einschränkung der Virusvermehrung ohne einen direkten Einfluss auf die Zellen. Der antivirale Effekt wird durch eine physikalische Blockade der Viruspartikel erzielt. *Cistus x incanus L. Pandalis* reduzierte nicht nur die gefährlichen H5N1-Viren, sondern auch Rhinoviren, welche Schnupfen hervorrufen (Ludwig u. a., 2006b sowie Ludwig u. a. 2005 und 2006a).

Der Cystus 052® Flüssigextrakt

Wie ist der antivirale Mechanismus von *Cistus x incanus L. Pandalis* zu erklären? Der Zistrosenextrakt verhindert das Andocken von Viren an Zelloberflächen. Er hat dabei keinen Einfluss auf die Stoffwechselaktivität der Zellen. Es gibt also keine pharmakologische Wirkung. Er verhindert die Bindung sogenannter viraler Glykoproteine an die Wirtszelle und das Einschleusen viraler RNA in menschliche Zellen, ohne irgendeinen Einfluss auf die Zellen zu nehmen (vgl. Rebensburg u. a. 2016). Dabei wird durch den Extrakt bzw. seine Inhaltsstoffe keine Resistenzbildung von Viren gefördert, wie dies bei chemischen Arzneimitteln über kurz oder lang üblich ist (vgl. ebd.).

Obwohl der Zistrosenextrakt nicht mit Immunzellen interagiert, entlastet er das Immunsystem, indem die Erregerlast im Mund- und Rachenraum vermindert wird. Dies geschieht, indem die antiviralen Substanzen, hauptsächlich hochpolymere Polyphenole, den Großteil der Erreger umhüllen, sodass sie nicht mehr in Körperzellen eindringen und sich vermehren können. Es findet eine natürliche Immunisierung statt. Voraussetzung hierfür ist, dass eine ausreichende Menge an Erregern vorliegt, mit der das Immunsystem die Immunantwort erlernen kann, aber keine zu große Menge, die die Gefahr impliziert, schwer zu erkranken. Das adaptive oder erlernte Immunsystem besteht aus Lymphozyten und Antikörpern. Ein Teil der Lymphozyten wandelt sich in

Gedächtniszellen um, die sich an das Virus erinnern und eine passende und schnelle Abwehrmaßnahme einleiten können, wenn es erneut eindringen sollte. Die Immunität ist im Gegensatz zu einer Impfung auf natürliche Weise erworben (vgl. Iwasaki u. a. 2015).

Cystus 052® Flüssigextrakt sollten besonders immunschwache Menschen wie Kinder, ältere Menschen, HIV-Patienten oder Krebspatienten einnehmen, um die Virenlast so weit zu reduzieren, dass das Immunsystem nicht überfordert wird und die Chance hat, die richtige Reaktion oder Immunantwort zu erlernen.

Das Institut für Molekulare Virologie der Universität Münster unter der Leitung von Professor Dr. Stephan Ludwig testete Cystus 052® Flüssigextrakt auf seine antivirale Aktivität gegenüber Grippeviren. Die Viren wurden stark in ihrer Verbreitung gehemmt (Ehrhardt u. a., 2007). Das Institut untersuchte auch, ob der

Verschiedene Virusarten

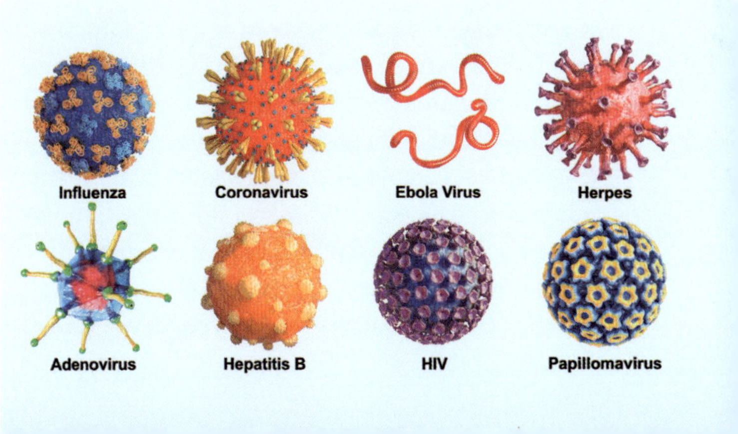

Zistrosenextrakt zu einer Resistenzbildung führt. Dies war nicht der Fall – im Gegensatz zu dem Anti-Viren-Mittel Amantadin/Tamiflu® (vgl. ebd.).

Professor Dr. Oliver Planz vom Friedrich-Löffler-Institut in Tübingen bestätigte die antivirale Wirkung des Extraktes gegenüber den Grippeviren vom Typ H5N1 sowie H7N7. Auch gegen das pandemische Schweinegrippe-Virus H1N1 entfaltete der Extrakt eine überzeugende antivirale Wirkung. Professor Planz untersuchte auch die Wirkung gegenüber verschiedener H5N1-Viren, und zwar auch solche, die bereits Resistenzen gegenüber Tamiflu® gebildet hatten.

Bemerkenswert ist, dass der Flüssigextrakt eine bis zu 100-mal stärkere antivirale Aktivität als Tamiflu® zeigte (vgl. Droebner, Haasbach, Mueller u. a. 2011).

In einer randomisierten und placebokontrollierten Studie an der Berliner Charité wurde die Wirkung des Flüssigextraktes bei 160 Patienten mit akuten Infektionen der oberen Atemwege getestet (Kalus 2009a). Die Symptome waren signifikant geringer bei der Gruppe, die den Extrakt bekam. In einer weiteren Studie am selben Krankenhaus wurde von denselben Forschern der Effekt von Cystus 052® Flüssigextrakt im Vergleich zum phenolreichen Grüntee untersucht, und zwar bei 300 Patienten mit Infekten der oberen Atemwege. Die subjektiv empfundenen Krankheitssymptome der Patienten wurden durch die Behandlung mit Cystus 052® Flüssigextrakt wesentlich stärker gelindert als durch die Anwendung von Grüntee, und auch die Dauer der Symptome verkürzte sich (Kalus, 2009b).

Anwendungsbeobachtung mit Sportlern

In einer Anwendungsbeobachtung mit 26 Wintersportlern, 19 männlichen und sieben weiblichen Athleten aus dem Bereich Ski alpin, Biathlon und Skilanglauf im Alter zwischen vierzehn und dreiundzwanzig Jahren, wurden zur Prophylaxe grippaler Infekte Halspastillen auf der Basis von Cystus®-Extrakt nach Bedarf gelutscht, in 60 Prozent der Fälle vorbeugend, in 28,2 Prozent bei bestehendem Infekt. Die Rekrutierung der Studienteilnehmer erfolgte vom Bayerischen Skiverband unter ihren Nachwuchssportlern. Der Trainingsaufwand war mit durchschnittlich 15 bis 35 Stunden wöchentlich hoch. Erkältungen und grippale Infekte führen neben den akuten Einbußen bei Kondition und Konzentration häufig zu einem kompletten Leistungseinbruch, der die möglichen Saisonerfolge gefährdet. Eine Behandlung mit einem verordnungspflichtigen Medikament oder einem frei verkäuflichen Produkt konnte zu einem Wettkampfausschluss führen, da einige Produkte Wirkstoffe enthielten, die auf der Dopingliste standen.

Die Abnahme der Infektdauer unter Anwendung der Halspastillen war signifikant. In der Vorsaison betrug die mittlere Infektdauer 7,1 Tage, während sie im Prüfzeitraum nur 3,8 Tage betrug, also rund die Hälfte. Eine subjektive Besserung der Erkältungsbeschwerden wie

Halsschmerzen, Schnupfen, Husten-Intensität, Husten-Häufigkeit und Auswurf trat überwiegend schon ab dem ersten Anwendungstag ein. 96 Prozent der Probanden fühlten sich durch die Einnahme von Cystus® gleich besser. Die körperliche Leistungsfähigkeit verbesserte sich bei 30,8 Prozent der Sportler. 84 Prozent der Anwender beurteilten die Wirksamkeit von Cystus® als gut. 88,5 Prozent bestätigten eine sehr gute bis gute Verträglichkeit des Präparates und konnten keine Nebenwirkungen feststellen.

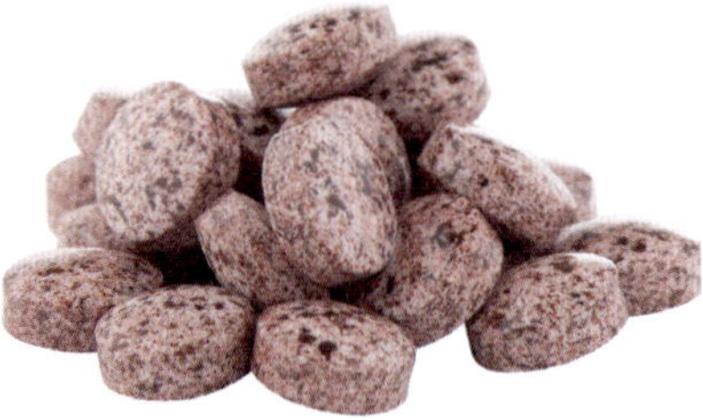

Die Untersuchung zeigt, dass die prophylaktisch oder während einer akuten Infektion verwendeten Halspastillen auf Basis von Cystus® die mittlere Krankheitsdauer bei aktiven jungen Wintersportlern während der Trainings- und Wettkampfsaison deutlich verkürzten, die Symptome im Allgemeinen umgehend verbesserten, eine gute Verträglichkeit besaßen und keine Einbußen bei der Leistungsfähigkeit beobachtet wurden (Schleicher 2014). Cystus®, auch zu finden unter dem Namen Cystus Pandalis® Lutschtabletten, sind also zur Prophylaxe und Therapie erste Wahl.

Professor Kiesewetter vom Hämostaseologicum in Berlin führte im Mai 2011 eine Untersuchung bei 265 Schwangeren durch, die während der Schwangerschaft eine Bronchitis oder einen Infekt im Mund-Rachen-Bereich aufwiesen. Die Betroffenen lutschten mindestens sechsmal zwei Halspastillen auf der Basis von Cystus® und tranken mindestens zwei Tassen Cystus® BIO Tee täglich. Bei einer Bronchitis inhalierten die Patientinnen zudem täglich Teedampf für jeweils fünf Minuten. Bei 183 Frauen, bei denen die Behandlung rechtzeitig begonnen wurde, klangen die Beschwerden nach drei Tagen komplett ab. Bei 45 Frauen klangen die Beschwerden nach einer Woche ab. Nur 38 Frauen mussten bei starkem Auswurf und ausgeprägter »Akute Phase-Reaktion« chemische Mittel einnehmen.

Aktiv gegen SARS-CoV-2/Covid-19

Das neuartige Coronavirus SARS-CoV-2 wurde Anfang Januar 2020 identifiziert und sein Genom entschlüsselt. Schon 2014/15 hat die Firma Pandalis den Cystus 052® Flüssigextrakt gegen Viren aus derselben Familie – Coronaviren – erfolgreich getestet. Der Extrakt zeigte die gleichen antiviralen Effekte wie auch bei den anderen getesteten Virusarten. Nach meinen Kenntnissen ist Cystus 052® Flüssigextrakt der einzige Cistusextrakt, der gegen Coronaviren erfolgreich getestet wurde. Cystus 052® hat eine antivirale Wirkung gegen alle bisher getesteten Viren entfaltet, sowohl in der Zellkultur als

auch in der Klinik – ohne irgendwelche Nebenwirkungen oder Resistenzbildung der Viren. Die Viren werden durch den Einfluss von Cystus 052® Flüssigextrakt am Eintritt in die menschliche Wirtszelle gehindert und schließlich auf natürlichem Weg vom Körper zersetzt und ausgeschieden. Daher ist die Anwendung von Cystus 052® in der jährlichen Grippesaison, zu Pandemiezeiten oder für infektionsgefährdete Menschen sehr zu empfehlen. Da die wichtigste Eintrittspforte für die Erreger der Mund-Rachen-Raum darstellt, ist die Anwendung von Cystus 052® im Mund ideal.
Während ich diese Zeilen schreibe, ist die dritte Corona-Welle in Deutschland gerade am Abflauen. Wissenschaftler sagen, das Virus wird nicht wieder verschwinden, sondern uns noch lange oder vielleicht für immer begleiten – wie das Grippevirus. Wäre die Zistrose eine Alternative, um sein Immunsystem zu stärken und sich gegen Viren zu schützen?

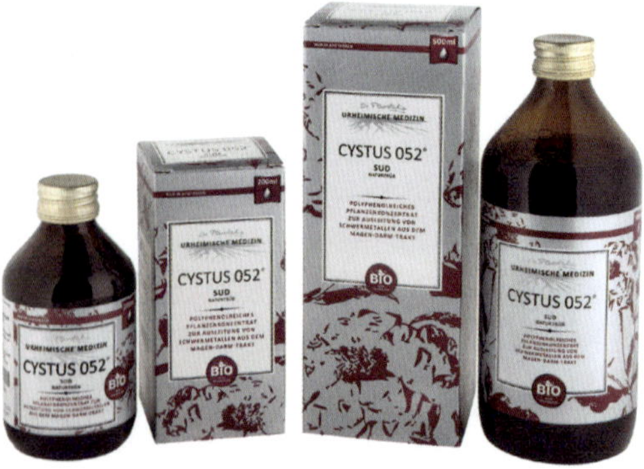

Am 24.05.2021 hat Angela Merkel gesagt, »nach der Pandemie ist vor der Pandemie«, die nächste Pandemie sei nur eine Frage der Zeit (ntv vom 24.05.2021). Es gibt auch bakterielle Epidemien, gegen die ebenfalls ein Kraut – nämlich die Zistrose – gewachsen ist.
Nach Einschätzung von Professor Dr. med. Peter W. Gründling von der Hochschule Fresenius in Idstein bietet Cystus® »eine sehr gute Chance, sich vor der Viruserkrankung zu schützen« (NWZonline).
In einer »Retrolektiven Therapiebeobachtung im Rahmen der Pandemie mit Covid-19« fand Dr. med Martin Adler in Siegen heraus, dass von 125 Patienten, die sechs Wochen lang mit Cystus Pandalis® Lutschtabletten – dreimal täglich zwei Stück – und Nisita®-Nasensalbe behandelt wurden, seit Februar 2020 keiner an Covid-19 erkrankte, obwohl bei neun Patienten Familienangehörige daran erkrankt waren. Trotz engen Kontaktes waren sie auch bei der zweiten PCR-Testung negativ. Der Arzt schlussfolgerte, dass eine kombinierte Anwendung des Zistrosenpräparates und der Nasensalbe eine vorbeugende Phytotherapie im Rahmen einer SARS-CoV-2-Pandemie darstellen kann (Zeitschrift für Phytotherapie 2020). Dr. Adler wusste vorher, dass sekundäre Pflanzenstoffe in der Zistrose (wie Gerbstoffe) deutlich das Andockverhalten von Viren hemmen können.
Professor Jens-Martin Träder vom Institut für Allgemeinmedizin an der Universität in Lübeck untersuchte in einer Studie, ob die antivirale Wirkung des Cystus 052®

Flüssigextrakts auch gegen SARS-CoV-2 wirkt. Das Ergebnis wurde am 19. Februar 2021 veröffentlicht und bejaht die Frage (Thieme Connect).
Am Fraunhofer Institut für Zelltherapie und Immunologie (IZI) wurden Zellkulturen unter Anwendung des Cystus 052® Flüssigextrakts mit SARS-CoV-2 infiziert. »Eine fast vollständige Hemmung des Viruswachstums durch den Extrakt wurde bei Konzentration von mehr als 15,6 Mikrogramm pro Milliliter mit einer berechneten EC50 – mittlere effektive Konzentration von 1,94 Mikrogramm pro Milliliter – beobachtet. Aufgrund der hohen In-vitro-Aktivität erscheint es sinnvoll, den Extrakt als Prophylaxe gegen Infektionen mit SARS-CoV-2 einzusetzen.« Der Wirkmechanismus wird laut Studie vermutlich durch einen sogenannten Coating-Prozess bewirkt, bei dem das Virus durch eine Ummantelung daran gehindert wird, sich an die körpereigenen Zellen zu binden. Dafür werden spezielle hochpolymere Polyphenole dieses Pflanzenextraktes verantwortlich gemacht. Professor Träder empfiehlt im Schlussabsatz, bis zum Einsatz von wirksamen, verträglichen und zugelassenen Impfstoffen, »mit dem Cystus Pandalis®-Extrakt die Infektion mit dem SARS-CoV-2-Virus zu verhindern zu versuchen«. Eine größer angelegte Feldstudie in einem Land mit hoher Infektionszahl stehe aber noch aus.
Inzwischen wurde der Zistrosenextrakt an der Goethe-Universität Frankfurt sogar gegen die britische und südafrikanische Variante untersucht. In beiden Fällen

erwies sich Cystus® als ebenso effektiv. Die Ergebnisse werden demnächst in einer Fachzeitschrift veröffentlicht. Ich habe jedenfalls Cystus 052® Lutschtabletten in der Handtasche und nehme sie vorbeugend ein, vor allem in der Öffentlichkeit, zum Beispiel in der S-Bahn oder im Intercity, um Viren schon im Eintrittstor Rachen »lahmzulegen«. Um ein starkes Immunsystem aufzubauen und den Polyphenolgehalt im Blut zu steigern, empfiehlt sich eine Dosierung von dreimal täglich zwei Lutschtabletten oder alternativ Cystus 052® Sud. Gesundheitsprophylaxe ist nicht dasselbe wie Früherkennung, sondern vorbeugende Gesundheitspflege. Mit der Kraft der Zistrose fühle ich mich den Anforderungen auch in dieser Zeit gewachsen.

Kampf den Bakterien

Eine Übersicht über die antimikrobielle Wirkung von sechs türkischen Zistrosenunterarten wurde von A. Güvena und anderen unter dem Titel »Antimikrobiologische Studien über türkische Zistus-Spezies« am 15. Oktober 2004 veröffentlicht (tandfonline). Es handelte sich um die Unterarten *Cistus creticus* L., *Cistus laurifolius* L., *Cistus monspeliensis* L., *Cistus parviflorus* L. und *Cistus salviifolius* L. Die Forscher weisen auf die Studien hin, wonach die Zistrose Geschwüre bekämpft, die Wundheilung fördert, krampflösend sowie toxisch gegenüber Krebszellen wirkt, die Blutzirkulation reguliert, Schmerzen lindert und sogar Depressionen, daneben auch gegen Rheuma hilft und den Blutzuckerspiegel optimiert. Die Extrakte aller Unterarten aus Blättern und Früchten waren im Versuch effektiv gegen über *Staphylococcus aureus, Escherichia coli, Bacillus subtilis und Bacillus cereus*. Die Extrakte waren nicht wirksam gegen *Candida albicans*, einen Darmpilz. Die Unterart *Cistus creticus* L. wies die potenteste antibakterielle Wirkung auf (vgl. ebd.).

Dr. Frank Petereit untersuchte im Rahmen einer Doktorarbeit an der Westfälischen Wilhelms-Universität Münster die Wirkung unterschiedlicher Extrakte von Cystus® auf grampositive Bakterien wie *Bacillus subtilis* und *Staphylococcus* wie auch auf gramnegative Bakterien wie *Escherichia* und *Pseudomonas*. Die grampositiven Bakterien erfuhren bereits bei 1 Milligramm pro Milliliter eine schwache Hemmung ihres Wachstums. Wesentlich deutlichere antimikrobielle Befunde stellten sich bei 10 Milligramm pro Milliliter ein (Petereit u. a. 1992).

Als Fazit lässt sich feststellen, dass die volksmedizinische Anwendung als Infektionsprophylaxe durch die Hemmung der grampositiven Bakterien bestätigt wurde. Traditionell wird für diese Zwecke ein Breiumschlag angefertigt. Die Konzentration an antibiotisch wirksamen Inhaltsstoffen ist so hoch, dass sie vermutlich auch für andere als grampositive Bakterien im toxischen Bereich liegen. Im Agardiffusionstest, den Petereit durchführte, zeigte sich, dass um den Brei herum, im Vergleich zu den daraus hergestellten Extrakten, größere

Hemmhöfe bei den Bakterien entstanden (vgl. ebd.). Die antimikrobielle Wirkung von Cystus®-Extrakten wurde auch von Professor Thomas Wichelhaus an der J. W. Goethe-Universität Frankfurt 2015 mittels des sogenannten Mikrobouillondilutions-Verfahrens bestätigt (das Gutachten liegt mir in Kopie vor). In seiner Untersuchung kommt Professor Wichelhaus zum Ergebnis, dass der Cystus 052® Flüssigextrakt von Pandalis gegen etliche multiresistente Krankenhauskeime sowie Salmonellen wirksam ist. Weitere Studien bestätigen die Befunde. 2015 wurde eine Studie »The Polyphenolic Composition of Cistus incanus Herbal Tea and Its Antibacterial and Anti-adherent Activity against Streptococcus mutans« von den Forschern Gesche Wittpahl u. a. veröffentlicht (Planta Medica 2015/8). Die Forscher stellten eine hohe Wirkung gegen dieses Bakterium

Bakterien weisen verschiedene Strukturen auf.

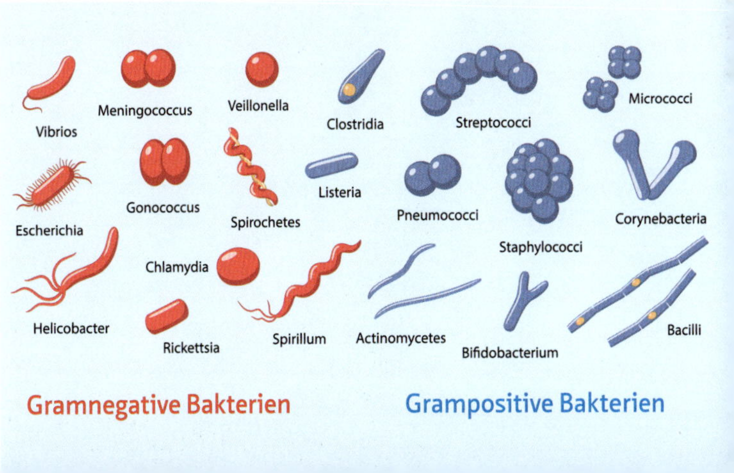

fest, abhängig vom Gehalt an Polyphenolen. Da dieses Bakterium für die Entstehung von Parodontitis und Karies verantwortlich ist, sind die Forscher überzeugt, dass *Cistus incanus* hier eine vorbeugende Wirkung entfalten kann. Bereits 2008 war eine Studie erschienen, welche die Effekte von Cystus® Tee auf die bakterielle Besiedelung der Mundflora untersuchte (C. Hannig u. a. 2008). Das Ergebnis: Die pathologische Bakterienflora im Mund wurde eingedämmt und damit die Gefahr, an Karies oder Parodontitis zu erkranken. Die Forscher empfehlen, als Prophylaxe eine Minute nach dem Zähneputzen zehn Minuten lang mit kaltem Cystus® Tee zu gurgeln (vgl. ebd.).

Bakterienstämme in der Petrischale beim Wachstum

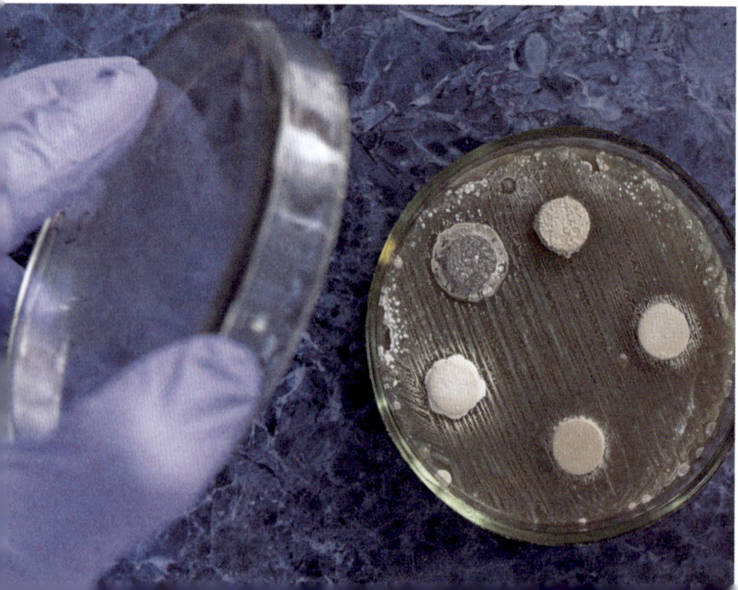

Das Ergebnis fällt überzeugend aus. Cystus® weist eine antimikrobielle Aktivität gegenüber einer Vielzahl von potenziell krank machenden Bakterien auf, und zwar sowohl gegenüber grampositiven als auch gegenüber gramnegativen. So wurde eine antimikrobielle Aktivität gegenüber Methicillin-resistenten *Staphylococcus aureus*-Bakterien nachgewiesen, welche die gefürchtete Legionärskrankheit verursachen können, gegen Vancomycin-resistente *Enterococcus faecalis*- und *Enterococcus faecium*-Bakterien, gegenüber *Salmonella enterica* sowie gegenüber den multiresistenten gramnegativen Bakterien *Pseudomonas eruginosa* (VIM) und *Acinetobacter baumanni* (NDM). Eine etwas schwächere antimikrobielle Wirkung konnte gegenüber *Serratia marcescens, Klebsiella pneumoniae* – Auslöser von Lungenentzündungen – sowie multiresistenten *Escherichia coli*-Isolaten bzw. gegenüber enterohämorrhagischen *Escherichia coli*, welche die gefürchtete EHEC-Infektion auslösen, beobachtet werden.

Resistenzbildungen sind eine große Gefahr, weil dann Antibiotika nicht mehr wirken und Bakterien sich ungehindert ausbreiten können. Oft setzt sich auf eine virale Infektion eine bakterielle drauf, wie man auch bei Covid-19-Erkrankten feststellen konnte. Cystus 052® Flüssigextrakt kann solche bakteriellen Infektionen verhindern oder eindämmen. Er entlastet das Immunsystem, indem er die Erreger wie Bakterien und Viren abfängt, bevor sie in die Körperzellen gelangen.

Natürlich werden in der Praxis nicht alle Erreger abgefangen, aber die meisten. Mit den wenigen, die übrig bleiben, wird das Immunsystem schnell fertig und kann so sogar noch daraus lernen und Gedächtniszellen bilden – man spricht von natürlicher Immunisierung. Daher kann Cystus® auch bei Menschen eingesetzt werden, die Erkrankungen des Immunsystems haben, oder bei Menschen, die aufgrund einer Transplantation Immunsuppressiva, die Immunreaktionen unterdrücken sollen, einnehmen müssen. Dies stellt einen großen Vorteil im Vergleich zu Pflanzen dar, die tatsächlich das Immunsystem stärken, wie zum Beispiel Meerrettich. Diese Heilpflanzen können nicht alle Menschen nutzen.

Keine Chance für Magenkeime

Etwa die Hälfte der Erwachsenen weltweit tragen *Helicobacter pylori* in sich. Dieses Bakterium oder diese Spirille gilt als Auslöser einer Gastritis oder Magenschleimhautentzündung.
Die Entdecker dieses Bakteriums bekamen den Nobelpreis für Medizin. Der Befall mit *Helicobacter pylori* stellt die häufigste bakterielle Infektion beim Menschen dar. Die Übertragung findet von Mensch zu Mensch statt, daher ist die Infektion besonders in dicht besiedelten Gebieten verbreitet. Risikofaktoren sind Stress, Alkohol, Rauchen und eine vitalstoff- und ballaststoffarme Ernährung. Oft haben die Betroffenen keinerlei Beschwerden. Das macht diesen Krankheitserreger so heimtückisch.

Etwa die Hälfte der Erwachsenen weltweit tragen *Helicobacter pylori* in sich. Der Keim besiedelt den menschlichen Magen und kann besonders dann Gesundheitsprobleme hervorrufen, wenn das Immunsystem durch chronischen Stress oder Schlafmangel geschwächt ist. Dieses Bakterium setzt sich in der schützenden Magenschleimhaut fest, und auch die extrem saure Magensäure kann ihm nichts anhaben. Der Keim ist sehr beweglich, heftet sich am Gewebe an – man spricht von Adhäsion – und vergiftet auf Dauer mit seinen zellschädigenden Giften die Wirtszelle und zerstört sie allmählich. Eine Besiedelung mit *Helicobacter pylori* kann zu einer Magenschleimhautreizung führen – die wiederum zu einer Gastritis –, und daraus können Magen- und Darmgeschwüre entstehen bis hin zu Magenkrebs. Dies ist der Grund, warum die WHO das Bakterium als »Karzinogen erster Klasse« einstuft.

Der Magenkeim Helicobacter pylori

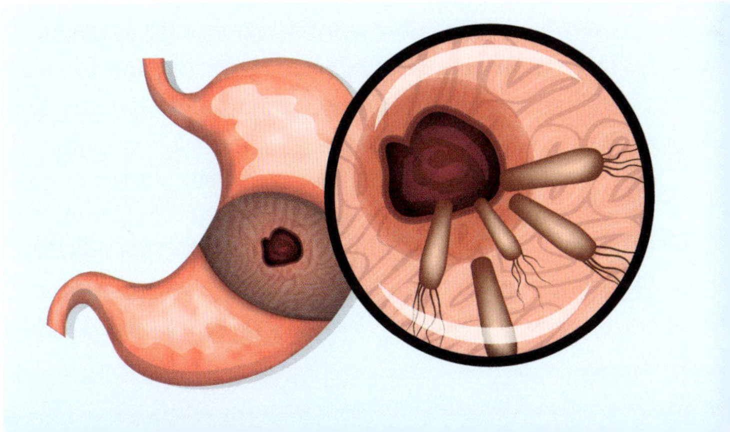

Zwar wird *Helicobacter pylori* mit einer Antibiotikatherapie in Zusammenhang mit einem Säurehemmer oft erfolgreich bekämpft. Antibiotika aber bringen das Gleichgewicht unserer Darmflora, des Mikrobioms, durcheinander, sehr oft sogar dauerhaft. Gesunde Keime verschwinden, und pathogene Keime vermehren sich überdurchschnittlich stark. Mit einer Antibiotikakur wird also quasi der Teufel mit dem Beelzebub ausgetrieben. Außerdem entstehen durch diese Therapie oft weitere Schleimhautreizungen und Resistenzen gegen die Erregerstämme. Eine komplette Eliminierung des Keimes gilt als nicht wünschenswert, da er in einem begrenzten Maße zu unserer physiologischen Bakterienflora gehören kann.

Das LEFO-Institut stellte schon 1999 fest, dass mit Cystus 052® Sud eine sanfte Therapie möglich ist (LEFO 1999). Der aufgekochte wässrige Extrakt aus Cystus® BIO Teekraut zeigte im sogenannten Lochplatten-Hemmstofftest eine deutliche Wirksamkeit gegen *Helicobacter pylori*. Ein 5-prozentiger Extrakt aus Cystus® BIO Teekraut führte zu einem Bakterien-Hemmhof von vier Millimetern, eine 10-prozentige Konzentration zu einem Hemmhof von fünf Millimetern.

Wenn bei Ihnen die Besiedelung des Magens mit *Helicobacter pylori* festgestellt wurde, brauchen Sie also nicht gleich schweres Geschütz auffahren. Eine Therapie mit Cystus 052® Sud ist stattdessen zu empfehlen. Dafür führen Sie bitte ein- bis zwei Mal täglich eine Rollkur mit

50 Milliliter Cystus 052® Sud durch, fünf Minuten auf jeder Seite. Die Wirkstoffe in diesem Zistrosenextrakt dämmen die ungehemmte Entwicklung des Bakteriums ein. Reduzieren Sie gleichzeitig Risikofaktoren wie Stress, Schlafmangel, Genussgifte wie Alkohol und Nikotin, und ernähren Sie sich ballaststoffreich. Mit dieser Therapie wird auch die Magenschleimhaut gestärkt und dadurch die natürliche Barrierefunktion derselben. Die durch den Keim angegriffene Schleimhaut kann sich wieder regenerieren.

Prophylaxe von Karies und Parodontitis

Gerade habe ich einen erschütternden Artikel im Focus (17/2021) gelesen mit dem Titel »Wider den Schwund im Mund«. Es geht um Parodontitis und darum, wie verheerend sich die Entzündung auf den restlichen Körper auswirkt. Rund 30 Millionen Deutsche leiden unter einer leichten, rund 11,5 Millionen an einer schweren Form. Damit zählt diese Erkrankung zu den häufigsten chronisch entzündlichen Erkrankungen des Menschen. Parodontitis begünstigt die Entstehung von Alzheimer, von Morbus Parkinson, Diabetes Typ 2, Erektionsstörungen, Herzmuskelentzündungen, Arthritis und Arteriosklerose. Im Gehirn von Alzheimerpatienten entdeckten Forscher 2019 den Parodontitiserreger *Porphyromonas gingivalis*. Ein versierter Zahnarzt kann anhand des Zustands des Zahnfleisches seiner Patienten abschätzen, ob diese ein hohes Diabetes-Risiko haben oder nicht.

Auch Karies wird von pathogenen Bakterien im Mundraum verursacht. Der Mundraum ist neben dem Darm und dem Genitalbereich der am meisten mit Bakterien besiedelte Teil des Körpers. Der orale Biofilm mit seiner Gefahr für die Entwicklung von Karies und Parodontitis stellt immer noch eine der größten Herausforderungen in der Zahnheilkunde dar (vgl. Hannig 2008). Herkömmliche Antiseptika wie Chlorhexidin in Mundwassern können die Bakterienflora im Mundraum aus dem Gleichgewicht bringen, Resistenzen verursachen und das Geschmackserlebnis verändern, sodass eine Langzeiteinnahme nicht zu empfehlen ist. Statt mit der fragwürdigen »Chemiekeule« zu versuchen, krank machende Bakterien im Mund auszumerzen, könnte man es mit dem nebenwirkungsfreien Cystus® BIO Teekraut probieren.

Genau dies untersuchten Professor Dr. Christian Hannig und weitere Forscher 2008 an der Universitätsklinik Freiburg (Hannig 2008). Das Ergebnis war sehr überzeugend. Die Probanden spülten für zehn Minuten ihren Mund mit Cystus® BIO Tee. Auch zwei Stunden danach war die Anzahl pathogener Bakterien signifikant reduziert, besonders von *Streptococcus mutans*, dem Hauptverursacher von Karies. Eine Mixtur von Polyphenolen, so der Forscher, verhindere das Anhaften des Bakteriums an den Zahnschmelz. Die Beweglichkeit dieses Bakteriums würde vermindert und die Säureproduktion reduziert – so auch die enzymatische Aktivität von

pathogenen Bakterien. Die gesunde Funktion des Zahnschmelzes bliebe dabei unangetastet.
Hannig untersuchte 2009 den Einfluss von polyphenolhaltigen Getränken auf die Bakterienanhaftung am Zahnschmelz (Hannig, 2009). Den Probanden wurden Schmelzplättchen auf die Oberkieferzähne gesetzt. Sie spülten den Mund zehn Minuten lang mit Schwarztee, Grünem Tee, Traubensaft, Rotwein oder Cystus® BIO Tee. Danach verblieben die Schmelzplättchen für weitere zwei Stunden im Mund.
Jedes der polyphenolhaltigen Getränke reduzierte die Anzahl nachgewiesener Bakterien, wobei die stärkste Abnahme durch die Spülung mit Cystus® BIO Tee, Rotwein und Schwarztee erzielt wurde. Hannig propagiert den Cystus® BIO Tee, weil er keine unerwünschte

Zistrosenaufguss

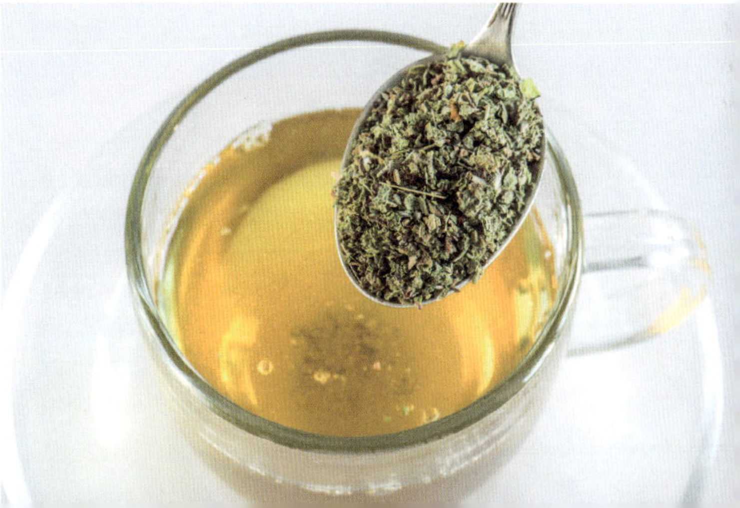

Substanzen enthält wie Teein in Schwarztee und auch keinen Alkohol wie in Rotwein. Auch konnte eine positive Beeinflussung der Bakteriendichte auf der Zunge und im Speichel beobachtet werden. Die Zunge und ihr Belag gelten als Reservoir für die Besiedelung der Zahnoberflächen und des Zahnfleisches.
In einem weiteren, diesmal im Labor stattfindenden Experiment konnte eine antibakterielle Aktivität von Cystus® gegen *Streptococcus mutans*, den Hauptauslöser der Karies, beobachtet werden. Die Mundspülung mit einem Cystus® BIO-Teeaufguss verminderte die Bakteriendichte im Mund-Rachen-Raum und führte zur Verdichtung des Schmelzoberhäutchens, des sogenannten Pellikels (Wittpahl 2015). Die Bakterienanheftung am Zahnfleisch wird durch diesen Zistrosentee also nachweislich reduziert, ohne die biologische Funktion des Pellikels zu beeinträchtigen. Das Mundspülen mit Cystus® BIO Tee ist daher als Ergänzung für die tägliche Zahnpflege sehr zu empfehlen.

Unterstützung bei Akne

Unter Akne leiden bei uns Millionen von Jugendlichen. Gerade in der Pubertät möchte man gut aussehen und einen bleibenden Eindruck bei Auserwählten des anderen oder gleichen Geschlechts hinterlassen. Als Teenager schlägt die Hormonumstellung zu und lässt hässliche Mitesser und Pickel im Gesicht sprießen. Drückt man den Eiter aus Pickeln selbst aus, kann dies zu Narbenbildung führen. Akne kommt auch bei Erwachsenen vor, meist bei Frauen während oder zu Beginn der Regel. Akne-Erkrankungen treten auch schon bei Säuglingen und jüngeren Kindern auf. Die Talgdrüsen an den feinen Haaren der Haut verstopfen, entzünden sich und bilden kleine eitrige Abszesse. Eine Behandlung mit Cortison und Antibiotika hat teils gravierende Nebenwirkungen.

Das Chemische Laboratorium Dr. E. Wessling untersuchte mithilfe eines Plattendiffusionstests die bakterieninaktivierende Wirkung eines Extraktes aus Cystus® BIO Teekraut auf den Akneerreger *Propionibacterium acnes* (Wölbling 1993). Dazu wurde dieses Bakterium auf Nährböden angezogen und der Cystus 052® Flüssigextrakt mithilfe der sogenannten Zylinderplatten verabreicht. Nach 48 Stunden hatten sich deutliche sogenannte Hemmhöfe gebildet. Die Forscher aus Altenberge kamen zum eindeutigen Ergebnis, dass der Cystus 052® Flüssigextrakt das Wachstum von Aknebakterien vom Stamm *Propionibacterium acnes* hemmt.

TIPP

Weitere Hilfsmittel aus der Naturapotheke sind Teebaumöl – es wirkt antibakteriell und entzündungshemmend –, Heilerde, Kamille, Afa-Algen, Honig, Artemisia annua, Baobab-Frucht- oder -Blattpulver und Aloe vera.

Zur Verifizierung der Laborbefunde folgte eine klinische Dokumentation der pflegenden Effekte von Cystus® bei Patienten mit leicht entzündlichen Formen der Akne (vgl. ebd.). Hierfür wurde das Behandlungsareal festgelegt und eine Kontrolluntersuchung veranlasst. Zusätzlich wurde bei einigen Patientinnen eine Halbseitenkontrolle durchgeführt. Hierbei wird nur eine Gesichtshälfte behandelt, um die Resultate der unterschiedlichen Behandlung miteinander vergleichen zu können. Die Lösung bestand aus dem alkoholischen Extrakt aus Cystus® BIO Teekraut und wurde zweimal täglich, morgens und abends, mit einem sauberen Schwamm aufgetragen. Die Befunde wurden jeweils direkt vor der Behandlung und nach 14 und 28 Tagen dokumentiert.
Das Ergebnis war sehr überzeugend. Alle Probanden sprachen subjektiv und objektiv gut auf die Behandlung mit dem Cystus 052® Flüssigextrakt an. Insbesondere bei den Patienten mit Halbseitenbehandlung waren die Unterschiede eklatant. Die behandelten Bereiche wiesen eine deutliche Verbesserung gegenüber den unbehandelten Bereichen auf. Nebenwirkungen gab es keine (vgl. ebd.).
Diese Pilotuntersuchung erbrachte eine eindeutig positive Wirkung von Cystus® bei leicht entzündlichen Formen der Akne. Im Kapitel über Erfahrungsberichte (→ Seite 100 ff.) finden Sie zu diesem Thema weitere Aussagen von Betroffenen. Im Rahmen seiner Dissertation über die Zistrose konnte 1992 Frank Petereit in einer Reihe von

Laborversuchen die entzündungshemmende Wirkung von Cystusextrakt deutlich nachweisen (vgl. Petereit u. a. 1992).

Ausleitung von Schwermetallen

Schwermetalle wie Blei oder Cadmium finden sich in der Luft, im Trinkwasser und in Nahrungsmitteln. Selbst kleinste Mengen können gefährlich werden, indem sie das Immunsystem belasten oder die Intelligenz mindern und zu Verhaltensstörungen führen. Schwermetalle können die Blut-Hirn-Schranke passieren und das Gehirn und seine Funktionen beeinträchtigen. Eine Quecksilberbelastung kann zum Beispiel durch Amalgam-Füllungen entstehen, die etwa zur Hälfte aus Quecksilber bestehen. In vielen Ländern ist daher die Verfüllung von Löchern mit dieser Legierung verboten, bei uns in Deutschland leider noch nicht.
In letzter Zeit rücken Polyphenole in den Fokus, weil sie gerbstoffhaltig sind und Gerbstoffe als ein Teil der Polyphenole mit Schwermetallionen unlösliche Komplexe bilden und sie zur Ausscheidung bringen, was durch viele Studien bestätigt wurde.
An der Universität Lübeck wurde untersucht, ob die tägliche orale Einnahme von Cystus 052® Sud die Cadmiumbelastung des Organismus sinken lässt. Tatsächlich war dies der Fall. Zunächst wurde eine Pilotstudie mit starken Rauchern, die unter einer erhöhten Schwermetallbelastung durch den hohen Cadmiumgehalt von

Tabak litten, durchgeführt. Sie tranken vier Wochen lang zweimal täglich fünfzig Milliliter Cystus 052® Sud. Der Cadmiumgehalt im Blut wurde zu Studienbeginn, nach 14 und nach 28 Tagen gemessen. Nach der vierwöchigen Einnahme kam es bei allen Studienteilnehmern zu einer signifikanten Abnahme des Cadmiumspiegels im Blut ohne irgendwelche Nebenwirkungen oder Unverträglichkeiten. Nach achtundzwanzig Tagen hatte sich die Schwermetallbelastung um ein Viertel verringert (vgl. Siegers, 1999).

2008 verifizierte das Forscherteam um Siegers die Ergebnisse der Pilotstudie in einer offenen, placebokontrollierten zweiphasigen Studie, die im Cross-over-Verfahren über insgesamt zehn Wochen durchgeführt wurde (Siegers, 2008). Wieder waren die Probanden Raucher. Die Studienteilnehmer bekamen vier Wochen lang zweimal täglich 50 Milliliter Cystus 052® Sud bzw. ein Placebo verabreicht. Nach einer zweiwöchigen Phase wurde ihnen jeweils das andere Prüfpräparat ausgeteilt. Das Ergebnis war überzeugend. Durch die Einnahme des Cystus 052® Suds sank die Cadmiumbelastung bei Rauchern um mehr als 60 Prozent im Blut und um 45 Prozent im Urin. Der Eisenspiegel blieb konstant. Dies weist darauf hin, dass die Polyphenole des Suds nicht vom Organismus aufgenommen werden, sondern sich im Magen-Darm-Trakt an die frei vorliegenden Schwermetallionen anlagern, sie umhüllen und damit ihre Aufnahme in den Zellen verhindern. Einen ähnlichen Mechanismus haben

Forscher auch bei der Bekämpfung von Viren beobachten können; die Wirkung ist rein physikalisch.
Das Ergebnis der Studie ist wichtig, weil der Cadmiumgehalt im Blut in direktem Zusammenhang mit der Konzentration im Magen-Darm-Trakt steht. Wenn der Magen-Darm-Trakt von Cadmium gereinigt wird, wird Cadmium der Aufnahme durch den Körper entzogen, und dies spiegelt sich in den Blutwerten wider. Cystus wirkt selektiv. Der Cystus 052® Sud ist in der Lage, die Schwermetallbelastung des Körpers zu reduzieren, ohne komplexgebundene Metalle wie das für den Organismus lebenswichtige Eisen zu binden, die also weiter aufgenommen werden können. Cystus 052® Sud bindet durch seine Polyphenole die mit Lebensmittel oder Rauchen aufgenommenen Schwermetalle durch Anla-

Zistrosensud – ein konzentrierter Tee

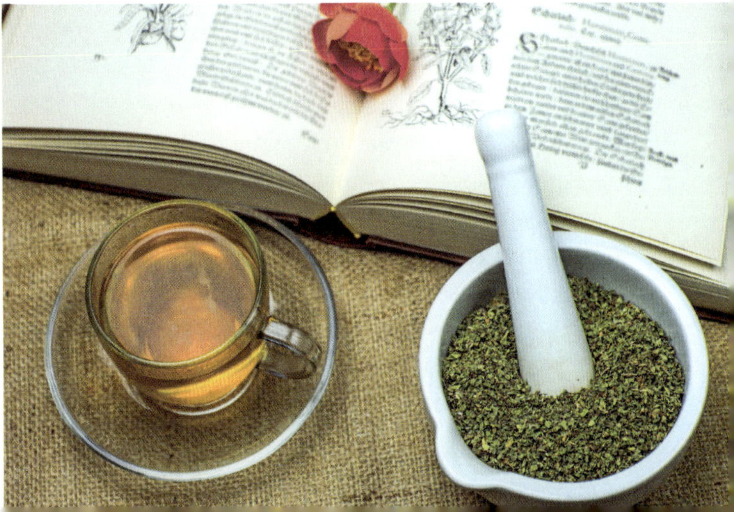

gerung. »Im Magen-Darm-Trakt frei vorliegende Schwermetallionen – u. a. Cadmium – werden physikalisch an die hochpolymeren Polyphenole gebunden und ausgeschieden. Dabei werden physiologisch wertvolle Schwermetalle – z. B. Eisen und Kobalt – nicht beeinflusst, da diese hauptsächlich in der Nahrung in gebundener Form vorliegen und dann keine chemische Verbindung mit den Polyphenolen eingehen.« (Schilcher u. a. 2010, S. 359). Schilcher betont, dass es weder Kontraindikationen noch Nebenwirkungen gibt (vgl. ebd.). Damit wird die Aufnahme durch den Organismus verhindert, und die Schwermetalle werden als schwerlösliche Verbindung auf natürlichem Wege ausgeschieden.

Die Inhaltsstoffe von Cystus® sind, wie eine weitere Studie ergab (Chen u. a. 2006) in der Lage, auch Aluminium zu komplexieren und zur Ausscheidung zu bringen. Aluminium steht im Verdacht, die Entstehung von Alzheimer zu begünstigen und Krebs auszulösen (Chen u. a. 2014).

Menschen, die berufsbedingt mit Schwermetallen zu tun haben, wie zum Beispiel im zahnmedizinischen Bereich, die Zahnfüllungen aus Amalgam haben oder eine Amalgamsanierung haben durchführen lassen, sowie Menschen, die an schwermetallbelasteten Hauptverkehrsstraßen leben, sollten Cystus 052® Sud regelmäßig zu sich nehmen. Kleinere Kinder sind besonders gefährdet, weil ihr Stoffwechsel aktiver und ihre Bluthirnschranke noch nicht voll entwickelt ist.

Weitere Krankheitsbilder A–Z

Allergien

Bei einer allergischen Reaktion spielt die Ausschüttung von Histamin aus den Mastzellen eine wesentliche Rolle. Histamin sorgt für die Entstehung der typischen Symptome wie Rötungen, geschwollene Nasenschleimhaut und Niesen, laufende Nase, Hautausschlag, tränende Augen und Husten. Damit es nicht zum lebensbedrohlichen allergischen Schock kommt, haben Allergiker am besten immer ein Antihistaminikum dabei. Cystus® bindet direkt an die Allergene und führt zu ihrer Denaturierung, wobei sie ihre allergische Wirkung verlieren. Außerdem wirkt Cystus® auf die Mastzellen ein und reduziert ihre Histaminausschüttung (Grochowski u. a. 2018; Watzl u. a. 1999). Durch Polyphenole wird die Allergenlast reduziert. Wer eine Lebensmittelallergie hat, kann kleinste Mengen des Allergens mit bzw. nach dem Zergehenlassen von Cystus 052® BIO Halspastillen oder Cystus Pandalis® Lutschtabletten verzehren. Um seine Augen zu beruhigen, kann man ein Tuch oder Watte mit Cystus 052® Sud tränken und zwanzig Minuten auf die Augen legen.

Aphthen

Zahnarzt Dr. med. dent. H. W. Feldhaus führte mit Cystus 052® Sud eine Praxisstudie bei Patienten mit Aphthen durch, die zum Teil ständig wiederkamen. Die Patienten spülten viermal täglich den Mund mit dem unverdünnten Cystus 052® Sud. Nach durchschnittlich zweieinhalb Tagen waren die Studienteilnehmer beschwerdefrei. Die Dauer des Aphthenbefalls wurde auf im Durchschnitt 4,1 Tage verkürzt, andere Behandlungsmethoden dauerten länger und hatten zum Teil Nebenwirkungen. Auch traten Aphthen später wesentlich seltener auf. Neunzig Prozent der Patienten waren mit dem Behandlungserfolg von Cystus 052® Sud zufrieden (vgl. Feldhaus 2002).

Diabetes mellitus

Die Polyphenole Myricetin und Tilirosid, die sich reichlich in Cystus® finden, zeigten in Untersuchungen, dass sie in der Lage sind, einen erhöhten Blutzuckerspiegel zu senken (Yong 2012). Durch Tilirosid wird die Glukoseaufnahme durch Skelettmuskelzellen stimuliert. Für Diabetes Typ 2 ist die Verringerung der Glukoseaufnahme in diesen Muskeln typisch, die durch den Glukosetransporter 4 bewirkt wird. Die Wirkung ist vergleichbar mit dem Standard-Antidiabetikum Metformin, aber ohne seine Nebenwirkungen (Qin u. a. 2011). Tilirosid verhindert bzw. verringert die Aufnahme von Glukose während der Kohlenhydratverdauung wie auch die Glukoseaufnahme der Enterozyten. So konnte man in Tierversuchen beobachten, dass dieses Flavonglykosid die Körpergewichtszunahme ausbremst und den Anstieg des Blutzuckerspiegels nach einer Belastung durch Glukose hemmt (Ninomiya u. a. 2007).

Entzündungen

Auch bei Entzündungen hilft die Kraft der Zistrose, prophylaktisch und therapeutisch. Trotzdem möchte ich einige Inhaltsstoffe nennen, die antientzündlich wirken. Entzündungen sind ein physiologischer Prozess, um zum Beispiel Fremdkörper auszuscheiden. Allerdings gilt es, überschießende Prozesse »einzufangen«, also zu mäßigen. Wieder spielen hierbei die Polyphenole eine Rolle, wie zum Beispiel das Polyphenol Myricitrin sowie die Ellagtannine, die im Körper zu Ellagsäure umgewandelt werden und einen antiinflammatorischen Effekt haben. Schon in der Volksmedizin verwendete man die Zistrose bei entzündlichen Geschwüren und anderen Entzündungen. Wie in alter Zeit bestätigte die moderne Wissenschaft (Petereit u. a. 1992), dass ein fünf Minuten lang gekochter Extrakt tatsächlich am wirksamsten ist, um Entzündungen einzudämmen. Histamin spielt eine Rolle bei entzündlichen Prozessen. Es führt zu den klassischen Entzündungssymptomen wie Schwellung, Rötung und Schmerz. Wie Appel u. a. 2014 herausfanden, sind die Polyphenole in Cystus® in der Lage, Histamin zu binden, was besonders Allergiker und Menschen mit einer Histaminintoleranz freuen dürfte. Endlich steht ihnen eine natürliche und nebenwirkungsfreie Alternative zu Antihistaminika zur Verfügung (Appel u. a. 2014). Antihistaminika sind zwar wirksam, haben aber Nebenwirkungen wie Müdigkeit, Antriebsschwäche und Konzentrationsschwierigkeiten.

Krebs

Im Kapitel über Polyphenole (→ Seite 31 ff.) haben Sie schon gelesen, dass diese bioaktiven Substanzen auch gegen Krebszellen aktiv sind. In einer Studie an der Universität Osnabrück zeigte sich Cystus® BIO Teekraut als sehr hemmend auf Brustkrebszellen in Kultur. Ellagtannine zerfallen zu Ellagsäure, welche im Tierversuch verschiedene Krebsarten wie Speiseröhrenkrebs, Lungenkrebs und Hautkrebs hemmt. Ellagsäure ist in der Lage, kanzerogene – krebserzeugende – Stoffe zu inaktivieren. Bei starken Kanzerogenen wie polyzyklischen aromatischen Kohlenwasserstoffen hemmt Ellagsäure die Krebsentstehung bis zu 300-mal stärker als andere Phenolsäuren (Wood 1982). Das Polyphenol Myricetin hemmt in Laborversuchen die Vermehrung von Prostata-

Normales Zellwachstum

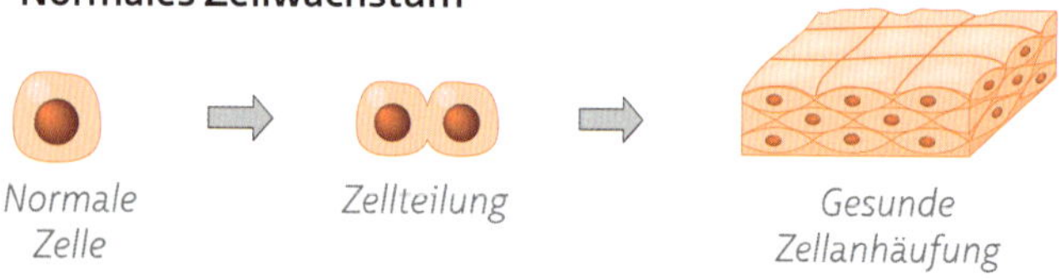
Normale Zelle
Zellteilung
Gesunde Zellanhäufung

Abnormales Zellwachstum

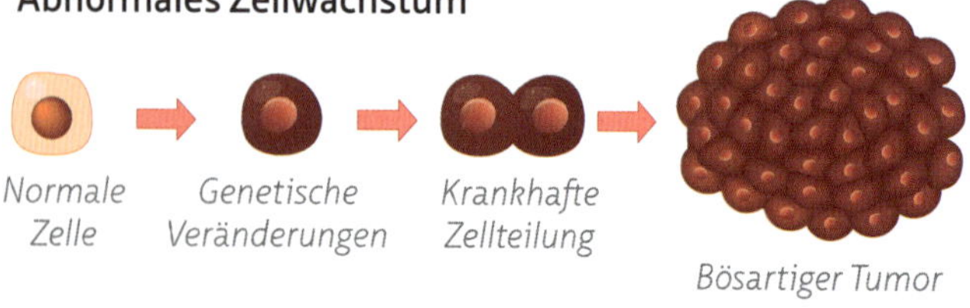
Normale Zelle
Genetische Veränderungen
Krankhafte Zellteilung
Bösartiger Tumor

Tumorzellen und Quercetin, ein weiteres Polyphenol, fördert die Apoptose – den Zelltod – von Krebszellen, die Brustkrebs, Prostatakrebs und Gebärmutterhalskrebs verursachen (vgl. Zhao u. a. 2016). Wie im Kapitel über Schwermetallausleitung beschrieben (→ Seite 69 ff.), sind die Catechine von Cystus® fähig, Aluminium zu binden und auszuscheiden. Aluminium steht nicht nur im Verdacht, die Entstehung der Alzheimer-Erkrankung zu begünstigen, sondern auch, Krebs auszulösen.

Neurodermitis

Ich habe eine Freundin, die unter einer Erschöpfungsdepression litt, weil sie zwei kleine Kinder mit Neurodermitis hatte, die nachts wegen des Juckreizes dauernd wach wurden und weinten. Professor Dr. G. Wiese führte schon 1996 eine Anwendungsstudie bei 95 Neurodermitis-Patienten durch, 49 Jungen und 46 Mädchen. Es handelte sich dabei um therapieresistente Fälle, bei denen trotz Therapie – Antiallergika, UVA-Bestrahlung, Akupunktur oder Allergenkarenz – kein zufriedenstellender Dauerzustand erreicht werden konnte. Die betroffenen Hautstellen wurden zweimal täglich mit Cystus 052® Flüssigsud behandelt, der auf der Haut antrocknete. Alle Kinder bekamen täglich ein Glas Cystus® BIO Tee. Untersucht wurden die Kinder zu Beginn der Studien, nach zwei und dann noch einmal nach vier Wochen. Nur bei 9 Prozent zeigte sich keine Wirkung; in 65 Prozent der Fälle kam es jedoch zu einer sehr guten bis befriedigenden und recht

schnellen Verbesserung des Hautzustandes. Die positive Wirkung hielt mehr als ein Jahr an.
Als Alternative zum Cystus 052® Flüssigsud wurde für Neurodermitis die Cystus® BIO Salbe entwickelt. Professor Wiese setzte sie 2005 in einer Studie ein. Bei 61,1 Prozent der achtzehn Patienten zeigte sich eine gute bis sehr gute Verbesserung des Hautbildes. Die Symptome des Ekzems konnten im Mittel um 71 Prozent verbessert werden, vier Patienten waren nach vier Wochen komplett symptomfrei. Professor Wiese: »Die Cystus® BIO Salbe ist eine neue und natürliche Alternative in der Behandlung von Neurodermitis. Sie sollte in jeder Arztpraxis zum festen Repertoire gehören« (Wiese 2005).

Nervensystem

Die Zistrose hat auch eine ausgleichende Wirkung auf unser Seelenleben, was die Menschen früherer Zeiten schon intuitiv wussten. Die moderne Wissenschaft hat jetzt die stimmungsaufhellende Wirkung bestätigt. In Laboruntersuchungen wurde beobachtet, dass Cystus® das Enzym Acetylcholinesterase hemmt, was im synaptischen Spalt Acetylcholin abbaut. Hierdurch erhöht sich die Acetylcholinkonzentration im synaptischen Spalt, und dieser Neurotransmitter bleibt länger für die Übertragung von Nervenimpulsen aktiv (Hänsel u. a. 2010). Acetylcholinesterase-Hemmer werden übrigens zur symptomatischen Behandlung bei Alzheimer eingesetzt (Singh u. a. 2013). Auch hemmt Cystus® die Wiederaufnahme von Adrenalin, Noradrenalin und Serotonin durch Rezeptoren im synaptischen Spalt und sorgt dafür, dass diese Botenstoffe und Hormone länger auf die Nervenzellen stimmungsaufhellend wirken (Appel, Fiebich 2013).

Tonsillopharyngitis

Es handelt sich um eine Mandelentzündung mit Beteiligung des Rachens. An der Berliner Charité testete Professor Dr. Dr. Holger Kiesewetter die Wirksamkeit von Cystus 052® Sud an dreihundert Tonsillopharyngitis-Patienten im Alter von fünf bis sechsundachtzig Jahren. Bei mehr als 60 Prozent der Patienten, die mit Cystus 052® Sud gurgelten und den Sud danach runterschluckten, verschwanden die Beschwerden nach nur drei Tagen. Die Betroffenen waren fast beschwerdefrei. Im Vergleich änderte sich bei denjenigen, die mit Grünem Tee gurgelten und ihn danach runterschluckten, nicht viel. Die Wirksamkeit des Cystus 052® Suds war mit der von Hexetidin zu vergleichen, dadurch traten aber häufig starke Geschmacks-Irritationen auf (Kiesewetter 2002). Derselbe Forscher führte 2002 bis 2006 eine weitere Studie ebenfalls an der Charité durch. Die Patienten waren an einer Tonsillopharyngitis bei viral bedingter Influenza oder bakteriellem Infekt erkrankt. Die Wirksamkeit in der Cystus®-Gruppe war hochsignifikant besser als in der Placebo-Gruppe. Viren und Bakterien wurden gleichermaßen abgewehrt, und die Behandlung war sicher und nebenwirkungsfrei (Kiesewetter 2006).

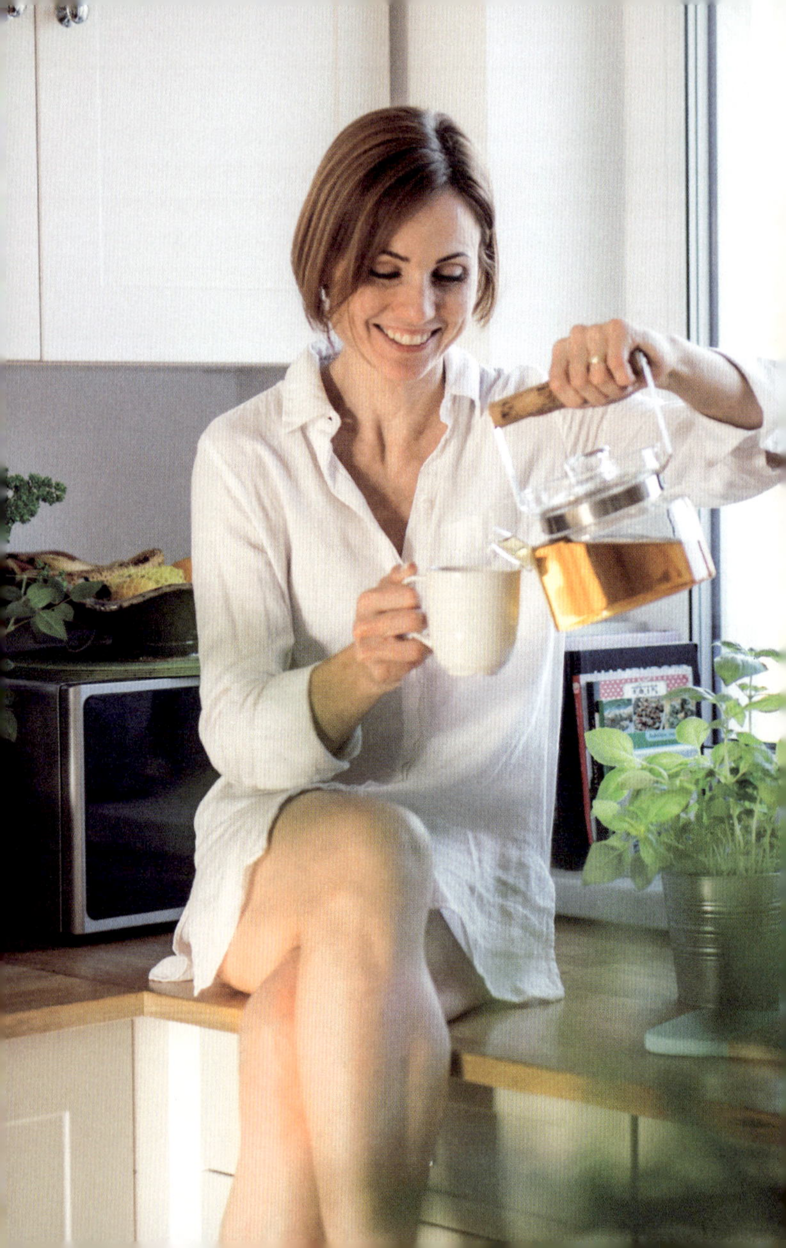

Zistrosen-produkte für Körper und Seele

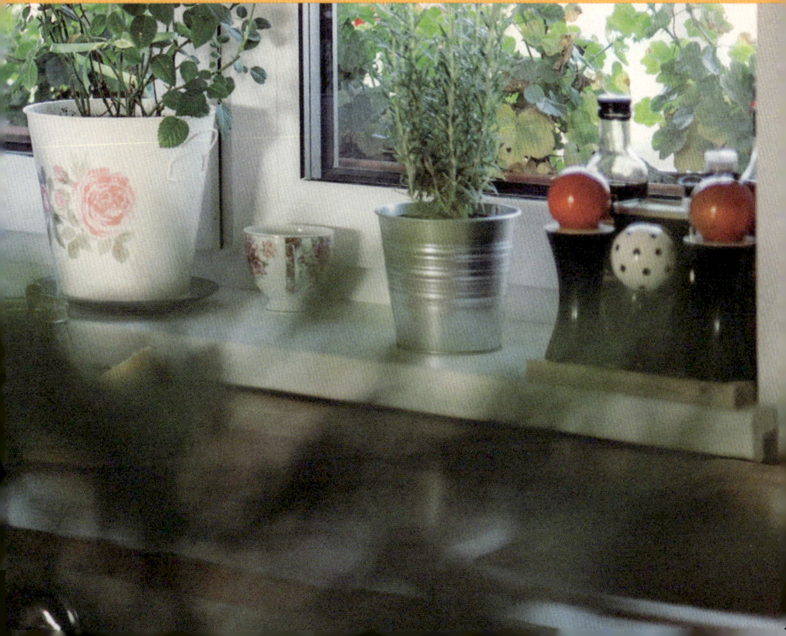

Tolle Sachen zum Selbermachen – Gastbeitrag von Jana Ellmer

Jana Ellmer ist Fachberaterin für holistische Gesundheit und schickt Ihnen gern auf Anfrage Produkte zu, wenn Sie keine Zeit oder Lust haben, selbst Tees oder Naturkosmetik herzustellen.
doell@gmx.net
Tel. 01 72-1 53 74 34

ZISTROSENTEE

Wichtig ist, wenn man das Zistrosenkraut kauft, dass man auf die Herkunft und auf eine ausgezeichnete naturbelassene Qualität aus Bio-Anbau achtet. Es sollten wesentlich mehr Blätter als Stängel vorhanden sein. Durch die enthaltenen Stoffe stärkt der Tee die Abwehrkräfte der Schleimhäute in Mund und Rachen. Krankheitserreger können sich dadurch schwerer einnisten. Auch eine Mundspülung ist bei Entzündungen von Vorteil. Hier empfiehlt es sich allerdings, auf den Honig zu verzichten.

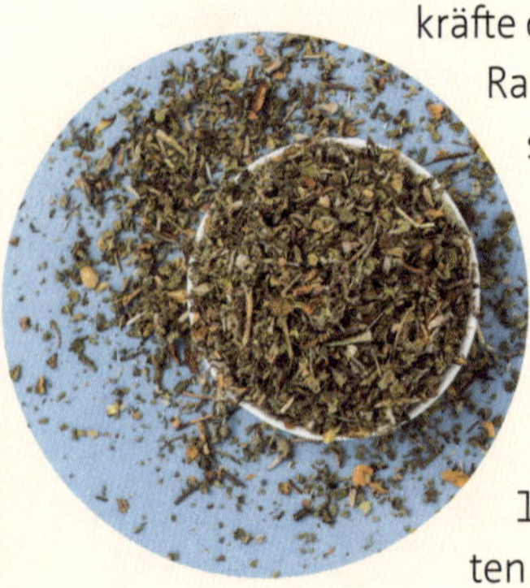

Für eine große Tasse nehmen Sie 1 TL Teekraut, das man 2–5 Minuten je nach Geschmack ziehen lässt.

Für die geschmackliche Abrundung eignet sich etwas Imkerhonig oder Zitrone, die gut zum Aroma des Tees passen. Eine Mischung mit anderen Kräutern rundet den Tee geschmacklich und auch inhaltlich ab. Man kann je nach Geschmack Ingwer, Hagebutte, Zitronenmelisse und auch Pfefferminze beifügen.
Bis zu drei Tassen über den Tag verteilt und frisch zubereitet sind bei Beschwerden ideal.

INFO

JANAS KLEINES MORGENRITUAL

Ich bereite mir morgens regelmäßig eine Tasse Tee zu, bevor ich mich an meinen Schreibtisch setze. Da ich im Wald wohne, genieße ich den Tee, so oft es geht, im Freien. Die Natur und die frische Luft sowie Reiki unterstützen die gute Wirkung auf mein Immunsystem. Ich war zumindest seit einigen Jahren nicht mehr krank ...

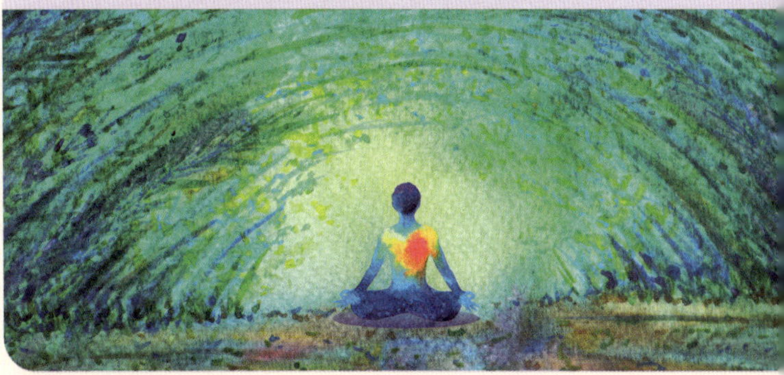

KRÄUTERBONBONS

Die Zistrose eignet sich genau wie Salbei hervorragend zur Herstellung von Kräuterbonbons.

Zutaten für die Bonbonmasse

Zistrosenkraut, Wasser, Zucker und Puderzucker

Zubereitung

Sie kochen einen starken Tee aus Zistrose und mischen diesen zu gleichen Teilen mit Zucker (also zum Beispiel eine Tasse Tee auf eine Tasse Zucker). Dann lassen Sie das Ganze durch ständiges Rühren einkochen. Wenn die Masse fest wird, wird sie in kleinsten Portionen auf ein Bachblech getropft. Vorsicht, die Mischung ist kochend heiß! Wenn sie leicht abgekühlt ist, können Sie sie zu kleinen Kugeln formen und in Staubzucker wälzen, damit sie nicht zusammenkleben. Guten Appetit!

ZISTROSENSALBEN

Durch ihre vielfältigen Eigenschaften und ihr breites Wirkspektrum kann man die Zistrose auch in Salben verarbeiten. Ich habe einige hergestellt, immer auf Anfragen von Bekannten mit unterschiedlichen Beschwerden.

Zutaten für die Grundmasse

Bienenwachs für die Konsistenz – bitte vom Imker direkt holen oder auf hohe Qualität achten –, Kakaobutter,

Sheabutter, Öl aus regionalem biologischem Anbau – ich verwende Sonnenblumen- oder Rapsöl –, Kräuter (frisch oder getrocknet), ätherische Öle, Tinkturen. Auf 100 ml Öl brauchen Sie je 12 g Kakaobutter, Sheabutter und Bienenwachs.

Zubereitung

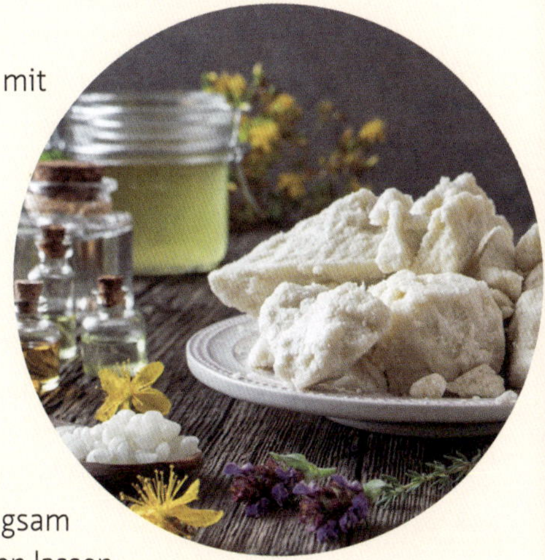

Das Öl wird zusammen mit den Kräutern (Menge nach Gefühl) in einem eigenen Topf bis 80 Grad erwärmt. Danach lassen Sie es 30 Minuten ziehen und seihen es ab. Kakao- und Sheabutter und Bienenwachs in einem anderen Topf langsam im Wasserbad schmelzen lassen, dann mit dem Ölauszug vermischen.

TIPP

Es empfiehlt sich, kleine Dosen für die Salben zu verwenden, um sie schneller aufzubrauchen, da die Haltbarkeit begrenzt ist. Im Kühlschrank hält sich die Salbe etwa ein halbes Jahr!

SALBE GEGEN JUCKREIZ

Hilft bei Neurodermitis, Schuppenflechte, Akne, Juckreiz nach Mückenstichen oder Zeckenbissen

Zutaten

Zistrose, Spitzwegerich, Schafgarbe und Teebaumöl

Bei diesen Krankheitsbildern kommt es vor allem darauf an, Linderung bei Juckreiz zu verschaffen und gleichzeitig das Abheilen der betroffenen Stellen zu fördern. Die Zistrose und der Spitzwegerich sind wahre Anti-Juck-Spezialisten. Sie helfen in kurzer Zeit, das lästige Jucken zu mildern und die empfindlichen und gereizten Stellen zu beruhigen. Die Schafgarbe ist für ihre Heilwirkung bekannt. Das Teebaumöl unterstützt die Schafgarbe in der Wundheilung und hemmt Entzündungen.

TIPP

Der Spitzwegerich zählt auch als Ersthelfer bei Mückenstichen. Wer die Salbe nicht zur Hand hat, findet ihn unterwegs im Grünen überall. Man verreibt ein Blatt zwischen den Fingern, damit Saft austritt, und gibt ihn direkt auf den Stich.

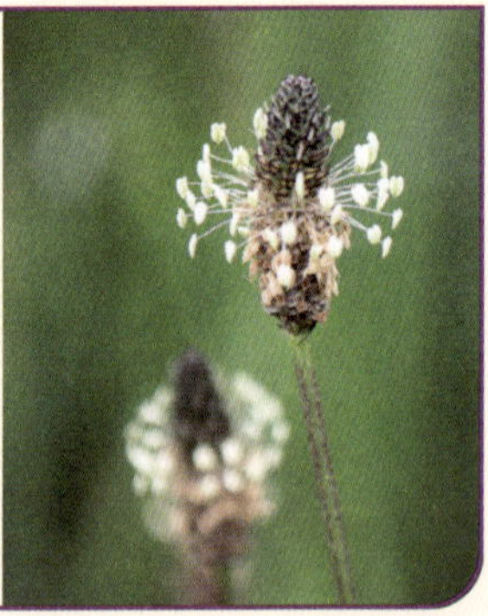

SCHMERZSALBE

Hilft bei Verspannungen, Gelenkschmerzen und Herpes

Zutaten

Zistrose, Hanftee, CBD-Öl, Pfefferminzöl, Chiliflocken

Zubereitung

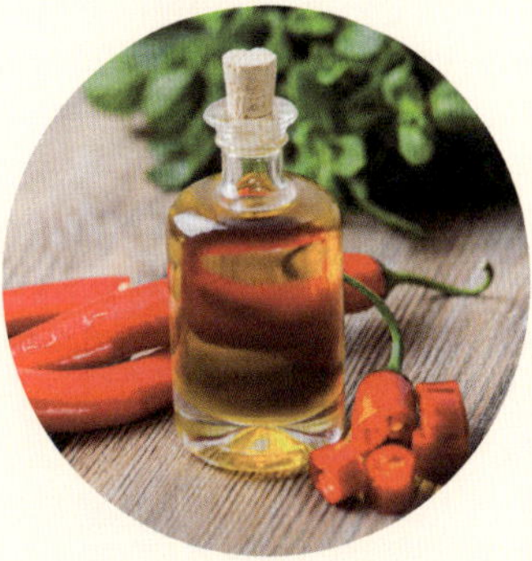

Der warme Ölauszug wird mit den Kräutern und den Chiliflocken angesetzt und wie oben beschrieben verarbeitet. Das CBD-Öl und das Pfefferminzöl erst ganz zum Schluss, nach dem Schmelzen im Wasserbad hinzugeben, um die maximale Wirkung zu erzielen.

Diese Salbe habe ich mehrfach eingesetzt. Zum einen hilft sie sehr gut bei Gelenkschmerzen. Durch die Zugabe von Chiliflocken wird die behandelnde Stelle noch besser durchblutet. Die Wirkstoffe dringen gut in die Haut ein. Durch die Wärme wird der Gelenkschmerz gemildert. Auch bei Verspannungen wirkt die Salbe sehr gut. Durch die Konsistenz der Salbe eignet sie sich hervorragend zum Massieren, was natürlich die Durchblutung unterstützt.

Wer kennt nicht diese kleinen lästigen Bläschen am Mund, ausgelöst durch Herpesviren. Die Salbe hilft, den Schmerz zu unterdrücken. Ich verwende sie abwechselnd mit meiner Heilsalbe. Dadurch bin ich die kleinen Biester schnell wieder los.

TIPP

Ich leide durch hormonelle Schwankungen sehr oft unter hartnäckigen Pickeln. Diese betupfe ich gern mit der Salbe. Sie ziehen sich schnell zurück.

GELENKSALBE

Hilft bei Rheuma und Gicht

Zutaten

Giersch, Zistrose, Brennnessel

Zubereitung

Auch hier wird der warme Ölauszug mit den Kräutern versetzt und weiter wie oben beschrieben zur Salbe verarbeitet. Rheuma und Gicht können wirklich sehr schmerzhaft sein. Viele kennen diese Plagegeister leider sehr genau. Die Salbe gegen rheumatische Beschwerden wirkt zusätzlich zu den natürlichen Maßnahmen unterstützend beim Kampf gegen schmerzende Gelenke und Weichteile.

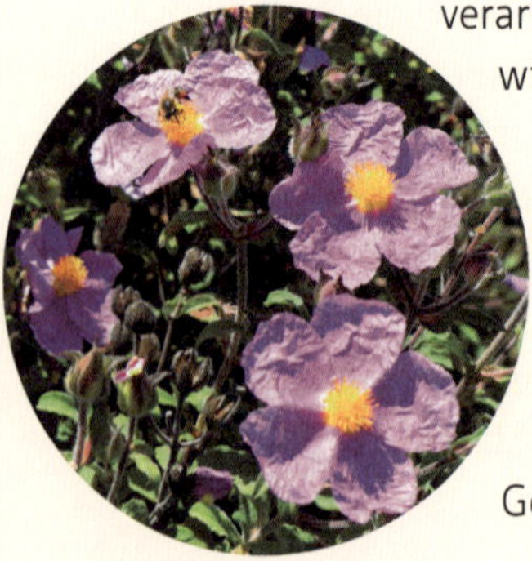

In diesem Fall ist die Zistrose »nur« die Unterstützerin. Der wahre Held ist hier der Giersch. Für viele Hobbygärtner ein Fluch, für jeden Kräuterkenner ein Segen.

TIPP

Nach einem basischen Fußbad die Füße mit der Rheumasalbe großzügig eincremen und mit Socken ins Bett gehen. Man schläft sehr gut ein, und die Füße danken es einem.

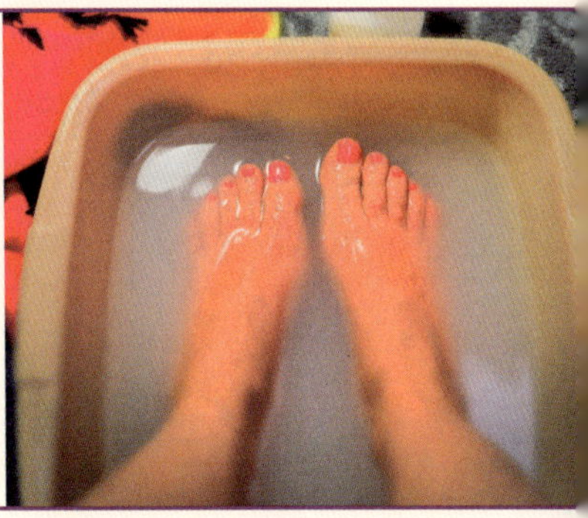

ANTIFALTENCREME

Hilft gegen Alterungserscheinungen

Zutaten

Zistrose, Zinnkraut (Ackerschachtelhalm), Rosenöl

Zubereitung

Welche Frau kennt das nicht, den Blick in den Spiegel und ... Na ja, was soll ich sagen? Ich habe mir eine Antifaltencreme kreiert, in der die Zistrose eine wirklich große Rolle spielt. Ich habe die durchblutungsfördernden Eigenschaften des Zinnkrautes mit den hautstraffenden und zellerneuernden Eigenschaften der Zistrose kombiniert. Ein paar Tropfen Rosenöl dazu, und schon hat man eine Pflege, die nicht nur auf natürliche Weise wirkt, sondern mit der man sich in seiner Haut auch wohlfühlt. Da es sich um eine Salbe handelt und nicht um eine Creme, ist die Grundmasse natürlich sehr reichhaltig und fettig und unter einem Tages-Make-up eher nicht geeignet.

TIPP

Ich verwende diese Salbe als Maske im Gesicht. Ich trage sie etwas dicker auf, massiere sie in die Haut ein und nehme nach 15 Minuten den verbleibenden Rest mit einem Tuch ab. Meine Freundinnen und Bekannten lieben diese Salbe. Ich verschenke sie sehr gern und freue mich, wenn ich ein Kompliment höre. Für die Salbe und auch für meine Haut. Probieren Sie es aus!

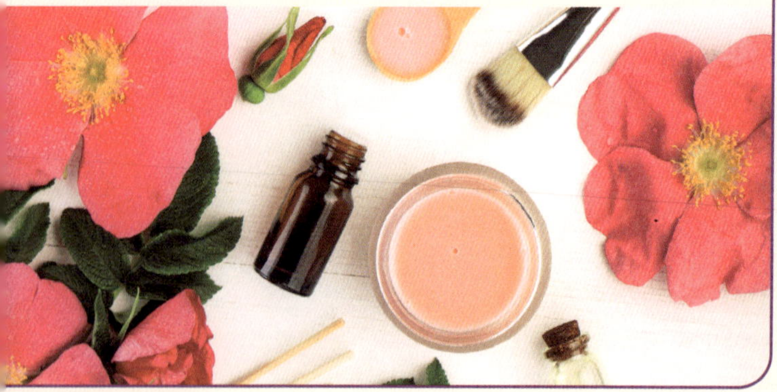

HEILSALBE

Hilft bei Schürfwunden und kleinen Schnitten genauso sanft und zuverlässig wie bei kleinen Verbrennungen – und bei schlecht heilenden Wunden. Das ist die heimliche Königin unter meinen Salben. Ich liebe diese Heilerin!

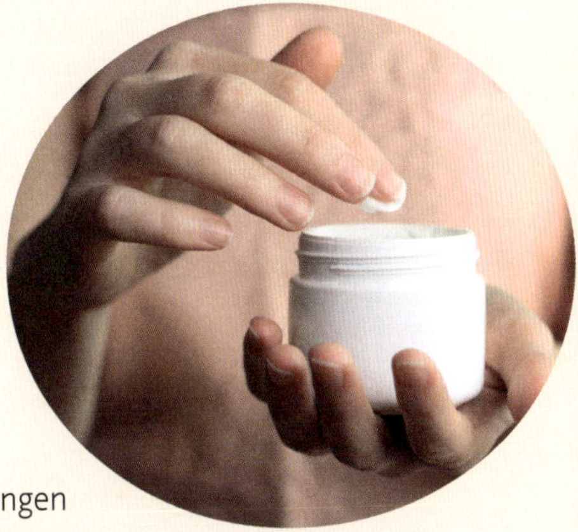

Zutaten

Zistrose, Schafgarbe, Ringelblumentinktur, Hamamelistinktur, Rosskastanientinktur, Arnicatinktur

Gerade bei kleinen Kindern, die ja sehr oft beim Spielen Abschürfungen bekommen, ist diese »Natur-Bepanthen« mit ihrer sanften Wirkkraft sehr gut geeignet. Durch die natürlichen Zutaten kann man hier mit gutem Gewissen die lieben Kleinen und ihre Wunden versorgen.

TIPP

Durch die Tinkturen, die ich hier verwende, eignet sich die Salbe noch bei weiteren Plagegeistern: Hämorrhoiden!

Fazit aus meiner Feder

Ich selbst probiere seit einigen Wochen die Antifaltencreme aus. Und bin begeistert, weil sie tatsächlich Falten mildert und die Haut von innen aufzuplustern scheint. Als ich Jana kennenlernte, fiel mir ihre rosige und glatte und fast faltenfreie Haut auf – ganz ohne Altersflecken. In diese Richtung entwickelt sich jetzt auch meine Haut, und ich bin fasziniert, mit welch einfachen und natürlichen Mitteln ich mir ein Stück Jugendlichkeit zurückerobern kann. Man ist so alt, wie man sich fühlt, und ich möchte, dass mein Äußeres dem jugendlichen und vitalen Gefühl entspricht. Genau das schafft diese Antifaltencreme. Probieren Sie sie aus, vielleicht erleben auch Sie ein kleines Wunder. Den Tee trinke ich täglich, und die Heilsalbe ist zum festen Bestandteil meiner Haus- und Reiseapotheke geworden.

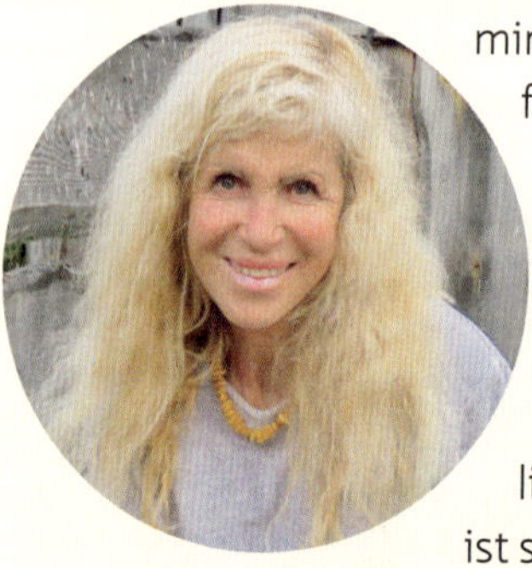

Anwendung und Erfahrungen mit Zistrosenprodukten

George Orwell sagte einmal: »Echte Teeliebhaber trinken ihren Tee mit jedem abgeschlossenen Lebensjahr etwas stärker« (Riehle u. a. 2013). Gewiss meinte er Schwarztee. Allerdings gilt dies auch für den Tee aus Zistrosen. Durch ihren beispiellosen Polyphenolgehalt beugt Cystus® zahlreichen Zivilisationskrankheiten und degenerativen Erkrankungen vor. Man könnte Cystus® als »Alleskönner« zu einer Verbesserung der menschlichen Gesundheit bezeichnen, die Alterungserscheinungen ausbremst.

Tee

Das Basisprodukt ist der Zistrosentee. Selbst für Menschen mit Hautproblemen sind nicht nur Salben und Cremes auf der Basis der Zistrose wichtig, sondern auch eine Cistustherapie von innen. Einer der Experten für die richtige Auswahl und Zubereitung ist Peer Riehle, der diesem Thema seine Doktorarbeit gewidmet hat (Riehle 2014). Zum Erkenntnisgewinn haben auch die Arbeiten des Geobotanikers Professor Pott (Pott 2006), des Pharmazeuten Dr. Petereit (Petereit u. a. 1992) und vor allem von Dr. Pandalis beigetragen.
Die Erntezeit Sommer ist die beste für eine hohe Konzentration an Polyphenolen. Im Winter geerntete Blätter

weisen nur eine niedrige Konzentration auf. Nach althergebrachtem Ernteverfahren erhält das Teekraut neben Blättern und sommerlichen Blüten meist auch einen gewissen Anteil frisch verholzter Stängel. Diese sind keineswegs als Beiprodukt oder gar wertloser Abfall zu betrachten. Im Gegenteil, sie deuten darauf hin, dass der Vitalstoffgehalt des Teekrauts besonders gehaltvoll ist. *Cistus x incanus L. Pandalis* gehört nämlich zu weichblättrigen und krautigen Pflanzen, die sich an extrem trockene Standorte bestens angepasst haben und widerstandsfähig gegen Dürre sind. Diese Pflanzen konzentrieren ihre wertvollen Vitalstoffe wie Polyphenole weniger in Blüten und Blättern als in den verholzten Trieben und kleinen Zweigen. Dadurch können die Pflanzen bei extremer Hitze im Hochsommer einfach ihre Blätter abwerfen, um sich vor Wasserverlust zu schützen. Wissenschaftliche Untersuchungen zeigten, dass Teekraut, was aus kompletten Trieben besteht, weitaus mehr wertvolle Eigenschaften aufweist als Mischungen, die ausschließlich aus Blüten und Blättern bestehen (vgl. Pott, Hüppe 2007).

Ihnen fällt vielleicht auf, dass der lose Cystus® Tee – bis auf den Beuteltee – recht grob ist. Eine feinere Vermahlung ist nicht immer und auch nicht lange von Vorteil, weil feineres Teekraut eine viel größere Oberfläche hat. Dies bedeutet, dass das Teekraut stärker mit seiner Umwelt interagiert. Wertvolle Inhaltsstoffe können sich schneller verflüchtigen oder zersetzen, wodurch der Tee an Qualität und Wirkung verliert. Beuteltee ist meistens etwas feiner gemahlen, damit die Abfüllung besser gelingt.

Zu achten ist auf die Kochtemperatur: Sie sollte am besten kontinuierlich bei 95 Grad liegen, um möglichst viele Polyphenole aus dem Teekraut zu ziehen. Für einen besonders intensiven herb-aromatischen Geschmack geben Sie das Teekraut mit kaltem Wasser in einen Kochtopf, bringen das Ganze zum Sieden und lassen es mit aufgelegtem Deckel mindestens fünf Minuten lang ziehen oder köcheln. Die Ausbeute an den gesundheitlich wertvollen Polyphenolen ist bei dieser Zubereitung optimal. Sie können aber auch einfach einen Teelöffel Cystus® BIO Teekraut mit kochendem Wasser übergießen und – je nach Geschmack – zwei bis fünf Minuten ziehen lassen. Die vorgesehene und empfohlene Tagesverzehrmenge beträgt drei Gramm Kraut, das sind zwei Tassen. Gern können Sie den Tee mit Zitrone und Honig oder Ahornsirup geschmacklich verfeinern. Im Sommer können Sie den Tee gekühlt als Eistee servieren – auch mit Fruchtsaft gemischt – und erhalten so ein ideales und gesundes Erfrischungsgetränk.

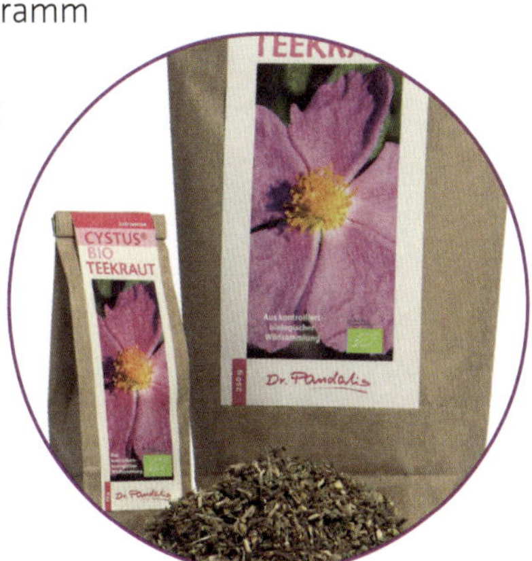

Sud

Beim Cystus 052® Sud handelt es sich einfach um ein Tee-Konzentrat, das Sie geöffnet mindestens eine Woche im Kühlschrank aufbewahren können. Sie können den Sud als Basis von selbst gemachten Salben oder Cremes verwenden (→ Seite 84 ff.), als Zusatz für Fuß- und Wannenbäder und zum Abtupfen der Haut bei Akne oder anderen Hautproblemen. Der fertige Cystus 052® Sud der Firma Dr. Pandalis leitet Schwermetalle wie Cadmium oder Aluminium aus, indem sich Gerbstoffe durch Anlagerung binden und der Körper sie ausscheidet. Natürlich können Sie einen solchen Sud oder ein Konzentrat leicht selbst herstellen, indem Sie viel Tee und wenig Wasser nehmen und den Sud abgießen. Bei Hämorrhoiden empfehle ich ein Sitzbad mit Cystus 052® Sud oder einen Tampon, den Sie in Cystus 052® Flüssigsud tränken, ausdrücken und in den After einführen. Sie können den Tampon die Nacht über drin lassen und morgens rausziehen. Zum Gurgeln eignet sich dieses Konzentrat nach dem Zähneputzen, um unerwünschten Keimen, die Karies oder Parodontose verursachen, den Garaus zu machen. Dasselbe gilt bei Halsschmerzen. Cystus 052® Sud ist besonders geeignet zur Anwendung auf Haut und Schleimhaut, als Grundlage zur Herstellung von Hautpflegeprodukten. Er schützt und pflegt die Haut. Wenn ich mal keine Lust habe, Cistustee zu kochen, nehme ich einfach ein oder zwei Teelöffel des Cystus 052® Suds ein, was ich sehr praktisch finde.

INFO

FÜR DIE LIEBEN KLEINEN

Mein absolutes Lieblings-Cystus®-Produkt ist der Cystus® BIO Kindersirup. Dieser Sirup ist wohlschmeckend und vitalisierend nicht nur für Kinder, sondern auch für Genießer. Professor Grönemeyer hatte sich einen wohlschmeckenden Cystus 052® Flüssigextrakt für Kinder gewünscht. Außer *Cistus x incanus L. Pandalis* und Wasser finden sich im Sirup auch Dattelsirup, Apfelsaftkonzentrat, Karamell, Holunderbeerensaftkonzentrat, Johannesbrotkernmehl und gemahlene Vanille. Alle Zutaten sind aus kontrolliert biologischem Anbau. Die Tagesverzehrempfehlung beträgt viermal täglich 1 Esslöffel Cystus® BIO Kindersirup, das entspricht 40 Millilitern mit durchschnittlich 112 Milligramm Gesamtpolyphenolen.
Der Sirup ist so lecker, dass ich mich beherrschen muss, die 200 Milliliter nicht an einem Tag auszutrinken.

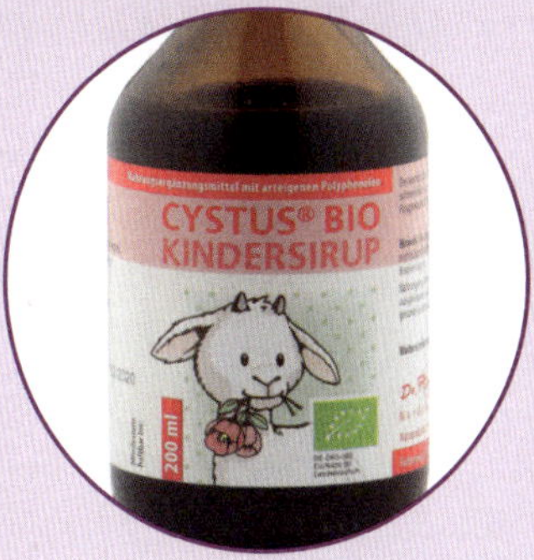

Halstabletten/-pastillen

Cystus 052® BIO Halspastillen mit Apothekenzulassung, die es nur in Apotheken gibt, stellen ein weiteres Basisprodukt dar. Sie enthalten die arttypischen Polyphenole und sind mit ihrem herb-adstringierenden Geschmack – ich werde an den Geschmack von Salbeiblättertee erinnert – wohltuend für Hals und Rachen, unserer Eintrittspforte für Bakterien und Viren. Die aromatischen Pflanzen für den Cystus 052® Flüssigextrakt stammen von ausgewählten Standorten in Nord-Griechenland, auf denen die Zistrosenpflanzen besonders vitalstoffreich und gesundheitswirksam sind. Die Halspastillen bestehen aus dem Teeextrakt aus *Cistus x incanus L. Pandalis*, Rote-Bete-Pulver, Hagebuttenkernöl, Bananenpulver und etwas Traubenzucker. Alle Zutaten kommen aus kontrolliert-biologischem Anbau, und die Pastillen sind hefefrei, gluten- und laktosefrei. Die Tagesverzehrempfehlung liegt bei dreimal täglich zwei Tabletten, die man nicht kaut, sondern langsam im Mund zergehen lässt. Die Tagesmenge enthält durchschnittlich 123 Milligramm Gesamtpolyphenole. Wer den herb-astringierenden Geschmack nicht mag: Es gibt Cystus 052® BIO Halspastillen auch in verschiedenen lieblicheren Geschmackssorten: Honig-Orange, Honig-Vanille und Süßholz.

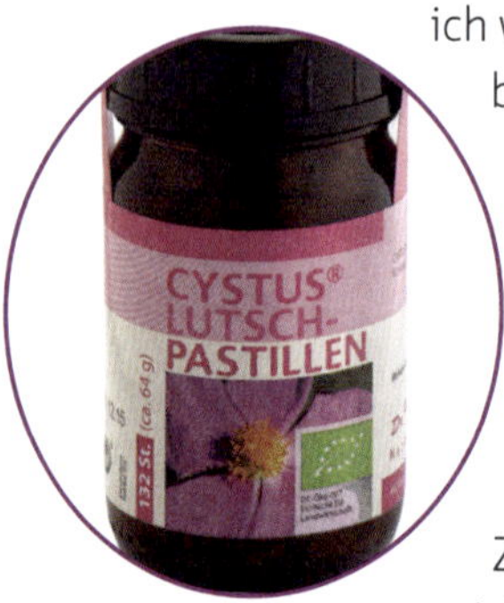

Salbe

Cystus® BIO Salbe dient der Pflege von besonders empfindlicher und sensibler, aber auch trockener Haut. Sie stellt eine reichhaltige Pflege dar für raue Hautstellen und gilt als Intensivpflege bei Neurodermitis. Die Salbe hat eine etwas bräunliche Tönung und ersetzt somit die getönte Tagescreme. Ich habe sehr trockene Haut und verwende sie zusammen mit ein paar Tropfen 50 plus-Sonnenschutz als nährende Gesichtscreme. Aber auch bei rauen und rissigen Hautstellen entfaltet sie ihre Wirkung. Außer Cystus 052® Flüssigextrakt enthält die Salbe Mandelöl, Bienenwachs und Wasser. Alle Zutaten sind aus biologischem Anbau. Wie Sie eine Zistrosencreme selbst herstellen können, hat Jana Ellmer in ihrem Gastbeitrag über die Herstellung von Naturkosmetik (→ Seite 82 ff.) beschrieben.

Es gibt auch noch eine Cystus® Creme ohne synthetische Konservierungsstoffe zu kaufen, ebenfalls von der Firma Pandalis. Auch sie dient der Intensivpflege der Haut, regeneriert sie, spendet ihr Feuchtigkeit und wirkt vorzeitiger Hautalterung entgegen. Die Creme kann bei gereizter, unreiner und strapazierter Haut und als Grundlage für ein natürliches Make-up verwendet werden. Ich komme allerdings mit der Cystus®

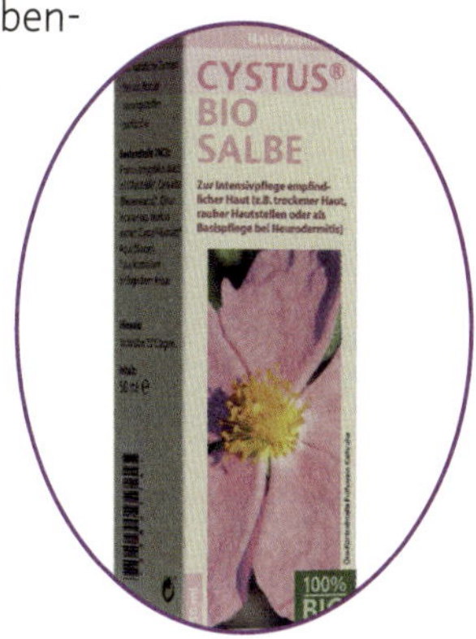

BIO Salbe besser klar, weil meine Haut extrem trocken ist und sie daher Alkohol in Kosmetika und Hautpflegeprodukten nicht gut verträgt. Andere aber sind von dieser Creme begeistert.

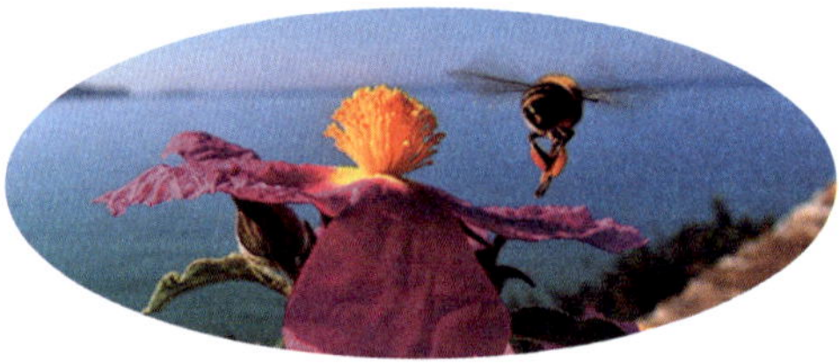

Erfahrungsberichte

Diese Erfahrungsberichte hat mir Dr. Pandalis freundlicherweise zur Verfügung gestellt (aus dem »Dossier«, Dr. Pandalis, S. 25 ff.). Der Cystus 052® Flüssigextrakt ist die Grundlage aller Pandalis-Zistrosenprodukte.

Ursula Lirechti, Naturheilpraktikerin in Glandorf, Schweiz, schreibt an Pandalis: »Auch sind Ihre Cistrosenprodukte bei meinen PatientInnen und in meinem Freundeskreis zur Behandlung von Hautkrankheiten und gegen Erkältungen mit großem Erfolg bei Jung und Alt im Einsatz. Und so bin ich stets dankbar gewesen, wenn ich erleben darf, wie die Impulse den inneren Heiler in den PatientInnen zu aktivieren vermochten.«

Die Idee eines inneren Heilers oder inneren Arztes geht auf den Arzt und Naturphilosoph Paracelsus (1493/94–1541) zurück. Nicht der Arzt oder Therapeut heilt in seinen Augen, sondern unterstützt idealerweise den inneren Arzt im Kranken, der voller Weisheit ist.

Cystus 052® Hals- oder Lutschtabletten

D. M. aus L. schreibt: »Mein Mann leidet seit vielen Jahren an Bronchitis und Nebenhöhlenentzündungen. In diesem Jahr – seit er Cystus nimmt – nicht mehr. Ein Mieter war seit Tagen bettlägerig. Wir gaben ihm Cystus, er konnte nach zwei Tagen wieder zur Arbeit gehen. Eine junge Frau klagte, dass sie und ihre Familie seit Wochen erkältet seien – ohne Besserung. Cystus half sofort. Nach wenigen Tagen waren sie alle wieder gesund. Wir haben Cystus im Bekanntenkreis mehrfach weiterempfohlen. Es hat allen – auch bei schlimmster Erkrankung – sofort geholfen.«

T. G. aus M. berichtet: »In den vergangenen Jahren hatte ich vor allem im Herbst und Winter fast permanent Halsweh und regelmäßig zweimal grippale Infekte. Jetzt blieb das aus, ganz im Gegenteil: Ich fühle mich sogar richtig fit! Ich arbeite ausschließlich am Telefon, sodass meine Stimme sehr stark in Anspruch genommen wird. Worüber ich auch überrascht bin, ist, dass ich mich an den Tabletten bislang nicht ›sattgelutscht‹ habe.«

O. B. aus S. schreibt: »Ich hatte eine Erkältung bekommen. Zuerst Schnupfen, dann kam normalerweise starkes Halsweh. Das passierte aber nicht, da ich Ihre Cystus® Lutschtabletten nahm. Es ist wie ein Wunder, nach zwei

Tagen war ich wieder gesund. Auch meiner Kollegin ging es so. Werde Ihr Cystus überall empfehlen. Echt toll!«

O. P., Heilpraktiker und Apotheker aus I., berichtet: »Da es bei Patienten, die leider an Krebs erkrankt sind, unter Chemotherapie immer wieder zu einer Leukozytendepression – das ist eine Absenkung der weißen Blutkörperchen – kommt und damit das Risiko einer Infektionserkrankung wie Lungenentzündung rasant ansteigt, ist es immer sinnvoll zu versuchen, das Infektionsrisiko durch die parallele Gabe von Cystus® Halspastillen zu senken. Ich wende diese Therapie in meiner Praxis selbst mit großem Erfolg an.«

C. S. aus S. schreibt: »Durch eine Arzneimittelunverträglichkeit hatte ich den Mund voller Aphthen, die dank Ihres Tees und der Halspastillen nach einer Woche verschwunden waren.«

H. H. aus B. berichtet: »Letzten Herbst und Winter habe ich nicht nur bei beginnender Erkältung Cystus® Lutschtabletten genommen, sondern prophylaktisch jedes Mal, wenn ich unter viele Menschen ging – und siehe da, meine seit 20 Jahren bestehende Frühjahrsallergie ist verschwunden.«

S. N. aus E. schreibt: »Bei Magen- und Darmproblemen (Durchfall) nehme ich sofort zwei Lutschpastillen ein, und danach hat sich bei mir der Durchfall erledigt. IMMER. Diese Erkenntnis habe ich auch im Freundeskreis weitergegeben. Auch dort wird jetzt Cystus 052® gegen Durchfall eingesetzt, und zwar mit Erfolg.«

D. B. berichtet: »Meine Eltern sind an der aktuellen Grippewelle erkrankt, mein Vater jedoch mit deutlich abgeschwächten Symptomen, da er zufällig – gegen Halsschmerzen – die BIO Halspastillen ca. zwei Tage lang eingenommen hat.«

E. L. aus G. schreibt: »Meine Frau leidet an einer Entzündung der Magenschleimhaut. Wenn sie diese Pastillen nimmt, klingen die Beschwerden nach ein bis zwei Tagen ab und sind für einige Zeit vorbei.«

Cystus® 052 Sud

Dr. M.-M. H. aus B. berichtet: »Ich leide seit mehreren Jahren unter Helicobacter-pylori-Infektionen, welche schon dreimal mit der üblichen Antibiotikatherapie behandelt wurden. Im Dezember wurde der Keim wieder festgestellt. Über einen Kollegen lernte ich Ihr Produkt kennen und ließ es austesten. Im März ist mein Helicobacter-Test negativ ausgefallen. Aus diesem Grund möchte ich Ihnen gern meine private alternative Therapie vorstellen. Ich habe 40 Tage lang täglich morgens auf nüchternen Magen 50 Milliliter Cystus® Flüssigsud getrunken.«

E. S. schreibt: »Unreine Haut, Pickel, hektische Flecken, Gerstenkorn: Cystus® Flüssigsud. Bei fast allen bewirkte er eine Normalisierung des Hautbildes bei gleichzeitiger Entsäuerung des Körpers.«

B. B. aus N. berichtet: »Neben den zahlreichen anderen Anwendungen behandele ich auch Zeckenbisse mit Cystus® Flüssigsud. Da meine Tochter seit 1 ½ Jahren in den Waldkindergarten geht und in der Hochsaison fast täglich von mehreren Zecken heimgesucht wird, habe ich den Sud immer griffbereit. Nach Entfernung der Zecken betupfe ich die betroffenen Stellen damit, ohne dass es bisher zu irgendwelchen Folgereaktionen gekommen ist!«

Cystus® BIO Teekraut

N. B. aus W. schreibt: »Das Cystus® BIO Teekraut hat mir nach dreiwöchiger Anwendung sehr viel bei Hautproblemen und chronischer Bronchitis und chronischer Sinusitis geholfen. Es wirkt auch nervlich stabilisierend bei mir. Die inzwischen fünfjährige Spirale von Antibiotika, Cortison und Operationen scheint ein Ende zu finden, und ich gewinne meine Lebensfreude und Stärke zurück! Es ist wie ein Wunder.«

M. P. berichtet: »Lange Zeit litt ich unter Sodbrennen, meine Speiseröhre brannte unangenehm, und es brodelte im Magen. Seit ich Cystustee trinke und die Lutschtabletten benutze, sind die Beschwerden weg!«

R. V. aus A. schreibt: »Heute möchte ich einmal von meinen positiven Erfahrungen berichten: Noro-Virus-Infekt. Täglich ca. ein Liter Cystustee, Beschwerden nach zwei Tagen verschwunden!«

E. D. K., Schweiz, berichtet: »Meine Behandlung einer kleinen Patientin, 11 Monate, mit Neurodermitis mit Cystustee war erfolgreich. Nach vier Monaten intensiver Behandlung mit Tee und Waschungen ist der Ausschlag verschwunden.«

Der Arzt, R. P. S., aus H. schreibt: »Meine Tochter hatte zum zweiten Mal ein Hordeolum (Gerstenkorn), und sie hat dies jeweils erfolgreich mit einem Sud aus Cystus® BIO Teekraut behandelt. Sie hat einen Teelöffel Teekraut auf 150 Milliliter Wasser gegeben, dies aufgekocht und fünfzehn Minuten ziehen lassen. Danach noch warm – Wärmeprüfung am Handgelenk – mit einem Wattepad auf das betroffene Auge gelegt. Schon nach einer Anwendung war das Gerstenkorn deutlich kleiner geworden.«

Cystus® BIO Salbe

K. N. aus K. berichtet: »Vor etwa vier Wochen habe ich mir mit kochend heißem Wasser den Bauch verbrannt. Ich habe spontan von Ihrer Cystus® BIO Salbe etwas auf die Brandwunde getan und jeden Tag die Brandwunde damit versorgt. Es gab nur eine kleine eiternde Blase, die aber inzwischen dermaßen gut verheilt ist, und man wirklich kaum noch eine Brandnarbe erkennen kann. Die Haut wuchs innerhalb der letzten Wochen so schön nach. Auch verwende ich diese Salbe bei Lippenherpes. Schon in den Anfängen kann ich damit den Herpes verdrängen.«

R. W. aus B. schreibt: »Auch für unseren Sohn wurde die Cystus® BIO Salbe zur Wohltat. Er leidet seit Jahren unter einem Ausschlag am Bein. Zurzeit ist er beschwerdefrei.«

V. B. aus G. berichtet: »Die Cystus® BIO Salbe tut ihre wohltuenden Dienste bei einer Reihe von Neurodermitiskranken – wobei mich besonders die Gesundung eines neunjährigen Buben freut, der seit Jahren unter einer »Mischform« – so die ratlosen Ärzte – von Neurodermitis und Psoriasis litt und Unmengen von Cortisonpräparaten verordnet bekam, die kaum wirklich halfen.«

W. H. aus P.W. schreibt: »Bei mir wurde vor einigen Tagen von einem Hautarzt auf der Stirn und an den Schläfen aktinische Keratose diagnostiziert, eine Vorstufe zum Hautkrebs. Heute kann ich Ihnen mitteilen, dass ich regelmäßig die von Ihnen empfohlene Cystus® BIO Salbe auf die kranke Haut aufgetragen habe. Der Erfolg war nach wenigen Wochen für jedermann sichtbar. Die Krankheit scheint überwunden zu sein.«

T. V. berichtet: »Mein Mann hat seit Jahren Stellen an den Unterarmen, die er immer wieder aufgekratzt hat. Keine Salbe hat geholfen. Ihre Cystus® BIO Salbe hat sofort geholfen, und die Stellen sind abgeheilt. Wir sind von Ihren Produkten einfach begeistert.«

Cystus® Creme

I. L. aus M. schreibt: »Ich möchte mich heute sehr bedanken, dass Sie die Cystus® Creme erdacht haben, denn es war meine letzte und vollkommene Hilfe nach drei Monaten Entzündung am linken Innenfußknöchel, und ich habe zehn Salben versucht, ohne Erfolg, bis ich Ihre Cystus® Creme um den Knöchel einmassierte. Nach drei Tagen war die Rötung besser, nach sieben Tagen völlig verschwunden, keine Schmerzen mehr, und die Haut sieht wieder gesund aus.«

M. L. aus M. berichtet: »Heute möchte ich Ihnen Fotos zum Beweis der erstaunlichen Heilwirkung Ihrer Cystus®

Creme senden, die mir schon zum zweiten Mal bei einer Vaskulitis zur Ausheilung verholfen hat, da alle anderen Salben nicht gewirkt haben. Ich hatte Cortisonsalbe verschrieben bekommen und nach einer Woche abgesetzt, weil es nur schlimmer wurde. Die einzige Creme, die nach vielen Versuchen mit Oliven-, Nachtkerzensalben usw. half, war Ihre Cystus® Creme. In kürzester Zeit hat sich die Entzündung gebessert, der Juckreiz ist verschwunden, und ich bin ohne Verband meiner Arbeit nachgegangen.«

M. B. aus K. kann berichten: »Von Ihrer Cystus® Creme bin ich auch ganz begeistert. Kleine Unreinheiten verschwinden ganz schnell. Die Creme ist sehr angenehm auf der Gesichtshaut und eine sehr gute Make-up-Unterlage. Die Haut glänzt nicht, und man hat den ganzen Tag ein angenehmes Gefühl.«

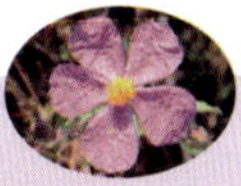

MEIN PERSÖNLICHES ERLEBNIS MIT DER ZISTROSE

Anfang Juni 2021 machte ich mit einem Freund eine Rennradtour in vollem Sonnenschein. Mir war danach abends etwas »schummerig«, ich hatte knallrote Augen, und mir war so übel, dass ich nichts essen konnte. Ich fühlte mich völlig erschöpft.

Mitten in der Nacht wachte ich auf. Der Schweiß rann mir die Stirn und den Rücken hinunter. Ich bin eher ein Frösteltyp mit einem Blutdruck von 90 zu 60 und schwitze selten, schon gar nicht in der Nacht. Ich war zu schwach, um Fieber zu messen, hatte ein schweres Krankheitsgefühl – wie bei einer Grippe. Am kommenden Abend sollte ich ein Reiki-Seminar mit zehn Teilnehmern leiten. Ich dachte: Das schaffst du nie, du musst absagen. Ich konnte mich ja unmöglich mit Fieber dorthinschleppen, schon gar nicht in Corona-Zeiten, und vielleicht andere anstecken, auch wenn es »nur« eine Grippe sein sollte. Außerdem fühlte ich mich in diesem Moment dazu überhaupt nicht in der Lage. Ich war verzweifelt.

Statt Fieber zu messen konsumierte ich alle Zistrosenprodukte, die ich zur Verfügung hatte. Ich genehmigte mir einen großen Schluck Cystus® Sud und lutschte Lutschtablette an Lutschtablette. Mir ging es sofort besser, und ich schlief wieder ein.

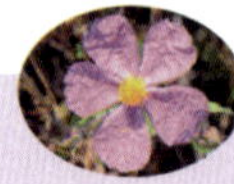

Daran hatte ich nicht geglaubt

Am nächsten Morgen war ich noch etwas schwach, hatte aber keine erhöhte Temperatur oder gar Fieber mehr. Die getrockneten Aprikosen, die ich so gerne esse, schmeckten etwas seifig, und ich dachte sofort sorgenvoll an Covid-19. Diese Geschmacksverzerrung ging aber nach einer Zeit wieder weg.

Am Abend konnte ich das geplante Seminar leiten, und auch die Fortsetzung am Samstag und Sonntag von 9 bis 21 Uhr mit zwei Gruppen. Keiner der Teilnehmer hat etwas bemerkt.

Für mich war das alles wie ein kleines Heilungswunder: Es war so, als wenn durch diese Zistroseprodukte ein Schalter umgelegt worden war – von »Krankheit« zurück zu »Gesundheit«.

Lutschtabletten habe ich immer in der Handtasche dabei, und wenn ich in öffentlichen Verkehrsmitteln unterwegs bin oder ein Kratzen im Hals spüre, lutsche ich eine der Tabletten, und alles ist wieder gut. Aber dieses Ereignis mitten in der Nacht war kein Halskratzen, sondern eine richtige Gesundheitskrise, vermutlich wegen Überanstrengung und zu viel Sonne. An eine solche »Sofortheilung« hätte ich nicht geglaubt, sie ist aber trotzdem eingetreten. Ich bin der Zistrose dankbar, dass sie auch für solche kleine Wunder gut ist.

Ein paar Gedanken zum Schluss

Was sonst ist wichtig für ein gesundheitsorientiertes Leben? Ich empfehle außer Superfoods wie die Zistrose eine vollwertige, pflanzenbetonte Ernährung möglichst aus Bio-Anbau. Zuckriges und Weißmehlprodukte gehören für mich nicht zu einer artgerechten Ernährung. Wer auf der sicheren Seite sein möchte, was Vitalstoffe betrifft, kann Konzentrate aus biologisch angebauten Kräutern, Gemüse und Obst in sein Gesundheitsmanagement einbauen – wie z. B. Daily BioBasics.
Stress schwächt unser Immunsystem und macht auf Dauer krank. Ich empfehle und unterrichte seit Jahrzehnten bundesweit das authentische Reiki, eine einfache und sehr wirksame Methode für Tiefenentspannung und Stressabbau.
Außerdem ist Bewegung wichtig. Dreimal die Woche mindestens 20 Minuten Ausdauertraining mit erhöhter Pulsrate ist laut WHO das Minimum. Auch Krafttraining ist eine Säule der Gesundheitsfürsorge, weil wir ohne bis zum 70. Lebensjahr rund 40 Prozent unserer Muskelmasse verlieren, die in Binde- und Fettgewebe umgewandelt wird. »Use it or lose it«: Gebrauche es oder es verschwindet. Wer im Alter selbstständig leben und sich selbst versorgen möchte, kommt in meinen Augen an diesen Themen nicht vorbei. Willkommen irgendwann

im Klub der fitten 100-Jährigen! Mein Vater ist 101, lebt allein und ist für mich ein Beweis, dass es sich lohnt, etwas für seine Gesundheit zu tun. Er hält als Zeitzeuge immer noch Vorträge an Schulen.

INFO

LUST AUF DEN EIGENANBAU?

Wenn Sie erleben möchten, wie eine Zistrosenpflanze wächst und aussieht, verschicke ich gegen Freiumschlag gern einige Samen. Ich möchte allerdings darauf hinweisen, dass Sie mit einer selbst angebauten Zistrose auf der Fensterbank oder im Garten nicht die gleichen gesundheitlichen Effekte erwarten können wie mit Zistrosenprodukten, die aus Wildsammlung stammen, von Pflanzen also, die mit ihren ursprünglichen klimatischen- und Bodenverhältnissen aufwachsen.

Verwendete Quellen und andere wichtige Studien

Allergien

Appel, K. u. a. (2014): Anti-histaminic activity of four extracts, Report Juni 2014

Grochowski D. M. u. a. (2018): A Review on the Dietary Flavonoid Tiliroside. Comprehensive Reviews in Food Science and Food Safety 17(5): 1395–1421; doi: 10.1111/1541-4337.12389

Watzl, B., Leitzmann, C. (1999): Bioaktive Substanzen in Lebensmitteln, 2. überarb. und erw. Aufl., Hippokrates Verlag, Stuttgart, Seite 18

Aphthen

Feldhaus, H. W. (2002): Cistus incanus ssp. Tauricus (Cystus) – ein altes Volksheilmittel zur nebenwirkungsfreien Aphthentherapie, GZM, 7. Jhg 4, S. 6–10

Bakterien/antibakterielle Wirkung

Hanning, C. u. a. (2008): Effects of Cistus-tea on bacterial colonization and enzyme activities of the in situ pellicle. Journal of Dentistry 36: 540–545

www.tandfonline.com/doi/full/10.1080/13880200590919537

Planta Medica 2015/8, doi: 10.1055/s-0035-1557822

Covid-19/Corona

Adler, M. (2020): Retrolektive Therapiebeobachtung im Rahmen der Pandemie mit Covid-19, Zeitschrift für Phytotherapie 2020; 41: 111–112

Träder, J. M. (2021): Antivirale Eigenschaften des Extraktes aus Cistus x incanus L. Pandalis bei SARS-CoV-2 in vitro nachgewiesen, Erfahrungsheilkunde 2021; 70(01): 59–62; doi: 10.1055/a-1375-5991

Träder, J. M. (2021): Antivirale Eigenschaften des Extrakts aus Cistus x incanus L. Pandalis auch bei SARS-CoV-2 nachgewiesen, Institut für Allgemeinmedizin Universität zu Lübeck, 14 Seiten www.doi.org/10.1055/a-1102-1686

www.nwzonline.de/interview/koerper-verfuegt_a_50,7,1943635618.html

www.thieme-connect.com/products/ejournals/abstract/10.1055/a-1375-5991?device=mobile&innerWidth=412&offsetWidth=412

Zeitschrift für Phytotherapie 2020; 41 (03): 111112; doi: 10.1055/a-1102-1686

Diabetes

Ninomiya, K. u. a. (2007): Inhibition of the infectivity of influenza virus by tea polyphenols. Antiviral Research. 1993: 21, 289–299

Qin, N. u. a. (2011): Synthesis and biological activity of novel tiliroside derivants. Eur J Med Chem. 2011 Oct; 46(10): 5189–95

Yong, Li u. a. (2012): Minirevierw: Therapeutic potential of myricetin in diabetes mellitus. Food Science and Human Wellness, 2012, Vol 1, Issue 1, 19–25

Entzündungen

Appel, K. u. a. (2014): Anti-histaminic activity of four extracts. Report Juni 2014

Kiesewetter, H. (2002): Cystus-Sud zur lokalen Behandlung der Tonsillopharyngitis, Anwendungsbeobachtung, Charité Berlin

Kiesewetter, H. (2006): Gutachterliche Stellungnahme zur Cystus-Studie. 29.8.2006

Petereit, F. u. a. (1992): Polyphenolische Inhaltsstoffe und Untersuchungen zur entzündungshemmenden Aktivität der traditionellen Arzneipflanze Cistus incanus L. (Cistaceae), Inaugural-Dissertation der Westfälischen Wilhelms-Universität Münster

Erkältungen

Iwasaki, A. (2015): Control of adaptive immunity by the innate immune system. Nat Immunol. 2015 Apr; 16(4): 343–53.doi:10.1038/ni.3123

Kalus, U. u. a. (2009b): Effect of CYSTUSO52® and Green Tea on Subjective Symptoms in Patients with Infection of the Upper Respiratory Tract. Phytother. Res. 2009

Kalus, U. u. a. (2009a): Cistus incanus (CYSTUS 052) for treating patients with infection of the upper respiratory tract. A prospective, randomised, placebo-controlled clinical study. Antivira. Res 2009; 84: 267–271

Hautprobleme wie Akne, Neurodermitis

Gawea-Bèben, K. u. a. (2020): Charakterisierung von Cistus x incanus L. und Cistus ladanifer L. Extrakte als potenzielle multifunktionale antioxidative Inhaltsstoffe für den Hautschutz; doi: 10.3390/antiox9030202

Wiese, G. (1996): Neurodermitisbehandlung mit Cystus Teekraut. Naturheilkunde 7

Wiese, G. (2005): Cystus® BIO Salbe als Intensivpflege bei Neurodermitis. Anwendungsbeobachtung, 09.2005

Wölbling, R. (1993): Prüfung der pflegerischen Eigenschaften von Cistus incanus bei unreiner Haut, Bad Rothenfelde

Krebs

Heymann, E. (1998): Cytostatische Wirkung einiger selten genutzter Nahrungspflanzen auf Mammacarcinomzellen in Kultur, Physiol Chemie Universität Osnabrück

Wood, A. W. u. a. (1982): Inhibition of the mutagenicity of bay-region diol epoxides of polycyclic aromatic hydrocarbons by naturally occurring plant phenols: exceptional activity of ellagic acid. Proc Natl Acad Sci U S A. 1982 Sep; 79(18): 5513–7, www.pnas.org/content/pnas/79/18/5513.full.pdf

Zhao, X. u. a. (2016): Quercetin inhibits angiogenesis by targeting calcineurin in the xenograft model of human breast cancer. Eur J Pharmacol 781: 60–68; doi: 10.1016/j.ejphar.2016.03.063

Mund (Aphthen, Karies, Parodontitis)

Feldhaus, H. W. (2002): Cistus incanus ssp. Tauricus (Cystus) – ein altes Volksheilmittel zur nebenwirkungsfreien Aphthentherapie (unveröffentlichte Praxisstudie)

Hannig, C. u. a. (2008): Effects of Cistus-tea on bacterial colonization and enzyme activities of the in situ pellicle. Journal of Dentistry 36:540–545 über www.intl.elsevierhealth.com/journals/jden

Hannig, C. u. a. (2009): Polyphenolic beverages reduce initial bacterial adherence to enamel in situ; doi: 10.1016/j.jdent.2009.03.017

Wittpahl, G. u. a. (2015): The Polyphenolic Composition of Cistus incanus Herbal Tea and Ist Antibacterial and Anti-adherent Activity against Streptococcus mutans. Planta Med. 2015 Dec; 81(18): 1727–35

Nervensystem, Stimmung

Appel, K. u. a. (2013): Effects on serotonin uptake and on the inhibition of Acetylcholinesterase, VivaCell Biotechnology GmbH, Denzlingen

Hänsel, R. u. a. (2010): Pharmakognosie, Phytopharmazie. Heidelberg: Springer Medizin Verlag. S. 161

Singh, M. u. a. (2013): Acetylcholinesterase inhibitors as Alzheimer therapy: from nerve toxins to neuroprotection. Eur J Med Chem. 70: 165–88

Polyphenole und weitere antioxidativ wirksame bioaktive Substanzen

Bitsch, R. (1999): Pflanzliche Phenole und ihre gesundheitliche Wirkung. VitaMinSpur: 14, 16–20

Danne, A. (1994): Polyphenole aus den traditionellen Arzneipflanzen Cistus incanus L. und Cistus salvifolius L. (Cistaceae)

LEFO-Institut (Hrsg.) (2000): Antioxidantien in pflanzlichen Lebensmitteln – am Beispiel Cystus Teekraut. 04.2000

LEFO-Institut (Hrsg.) (1999): Lochplattenhemmstofftest. 15.01.1999

Riehle, P. u. a. (2013): Phenolic compounds in Cistus incanus herbal infusions – Antioxidant capacity and thermal stability during the brewing process, Food Rs. Int. 2013; 53(2): 891–899 und derselbe (2014): Ergebnisse der Polyphenolanalytik von Cystus 052®, Uni Hamburg, unveröffentlicht

Riehle, P. (August 2014): Phenolische Inhaltsstoffe in Cistus incanus Tee – Charakterisierung und Stabilität innerhalb der Teezubereitung, Dissertation des Instituts für Lebensmittelchemie der Universität Hamburg

Viola, H. u. a. (1995): Apigenin, a component of Matricaria recutitia flowers, is a central benzodiazepine rezeptors-ligand with anxiolytic effects, in Planta Medica, Bd. 61, Nr. 3, Juni 1995, S. 213–216; doi: 10.1055/s-2006-958058.

Wenzel, U. (1998): Flavonoide. Biologische Wirkungen einer Klasse von sekundären Pflanzenstoffen. Beitrag zur Arbeitstagung »Sekundäre Pflanzenstoffe« der Deutschen Gesellschaft für Ernährung e.V. (DGE) am 20.10.1998 in Karlsruhe.

Schwermetalle

Ali, Syed u. a. (2013): Reduction in Increased Cadmium Concentration from Human Blood and Urine of Cigarette Smokers by using Cystus-Sud. 10.1007/978-3-642-29305-4 37 (Universität Lübeck)

Chen, Y. M. u. a. (2006): Catechin transformation as influenced by aluminium. J Agric Food Chem. 11;54(1): 212–18

Chen, D. u. a. (2014): Protective effect of apple (Ralls) polyphenol extract against aluminium-induced cognitive impairment and oxidative damage in rat. Neurotoxicology. 45: 111–20

Siegers, C. P. (1999): Pilotstudie bei Prof. Dr. med. Siegers, Arzt für Pharmakologie und Toxikologie, Groß Sarau

Siegers, C. P. (2008): Ausleitung von Schwermetallen aus menschlichem Blut und Urin durch Cystus®-Sud. Abschlussbericht. 17.09.2008

Viren und Virusinfektionen

Droebner, K., Haasbach, E., Mueller, C. u. a. (2011): The polyphenol rich plant extract CYSTUS 052 is highly effective against H5N1 and pandemic H1N1v influenza A virus. Influenza. Other Respi Viruses 2011; 5 (Supp. 1): 237–239

Ehrhardt, C. u. a. (2007): A polyphenol rich plant extract, CYSTUS 052, exerts anti influenza virus activity in cell culture without toxic side effects or tendency to induce viral resistance. Antiviral Research. 2238. 1–10

Kalus, U. u. a. (2009a): Cistus incanus (CYSTUS 052) for treating patients with infection of the upper respiratory tract. A prospective, randomised, placebo-controlled clinical study. Antiviral Res 2009; 84: 267–271

Kiesewetter, H. u. a. (2015): Risikoschwangerschaften und Infekte, Bericht unveröffentlicht (liegt der Autorin vor)

Ludwig, S. u. a. (2005): Abschlussbericht: Untersuchung des Pflanzenextrakts Cystus 052® auf Zelltoxizität und -viabilität sowie auf antivirale Aktivität gegenüber Influenza-Viren. Bericht August 2005

Ludwig S. u. a. (2006a): Untersuchung verschiedener Chargen und Fraktionen von Cystus 052® auf Zelltoxizität und -viabilität sowie auf antivirale Aktivität gegenüber Influenza-Viren. Bericht August 2005

Ludwig S. u. a. (2006b): Abschlussbericht Pilotprojekt: Untersuchung der Wirkung des Cystus 052® Extrakts auf die Infektiosität von Rhinoviren. Bericht 10. April 2006

Ludwig S. (2010): Untersuchungen zur Wirkung von Cystus 052 Extrakt auf Zellen. Institut für Molekulare Virologie Münster. Bericht vom 12. April 2010

Ludwig S. (2012): Der Pflanzenextrakt Cystus 052 blockiert Grippeviren. Zeitschrift für Phytotherapie 2012; 33

Ludwig S. (2014): Untersuchung der antiviralen Aktivität von verschiedenen Konzentrationen von Cystus Extrakt gegen Influenza-Viren des Subtyps H7N). Auftragsforschungsprojekt Teutopharma/Institut für Molekulare Virologie Münster. Bericht März 2014

Rebensburg, S. u. a. (2016); Potent in vitro antiviral activity of Cistus incanus extract against HIV and Filoviruses targets viral envelope proteins. Sci Rep. 2016 Feb 2;6:20394

Schleicher, Dr. P. (2014): Zistrose senkt Infektanfälligkeit und -dauer bei Wintersportlern, 2014

Sonstiges

»Dossier nur für Fachleute«, Hrsg. Dr. Pandalis Urheimische® Medizin GmbH, Cystus®-Cystus 052®, Cistus incanus L. Pandalis, Stand der Information: März 2020, www.pandalis.de

Güvena A. u. a. (2004): Antimikrobiologische Studien über türkische Zistus-Spezies. www.tandfonline.com/doi/full/10.1080/13880200590919537

Nahmias, Yaakov von der Hebräischen Universität in Jerusalem, »Focus online« vom 9.9.2015, »Pflanzenstoff wirkt wie Medikament«

Pott, R. (2006): KFN-Pressekonferenz, Vortrag vom 8.11.2006

Riehle, P. u. a. (2013): Phenolic compounds in Cistus incanus herbal infusions – Antioxidant capacity and thermal stability during the brewing process, Food Res. Int. 2013; 53(2): 891–899

Riehle, P. (2014): Ergebnisse der Polyphenolanalytik von Cystus 052®, Uni Hamburg, unveröffentlicht (liegt der Autorin vor)

Schilcher, H., Kammerer, S., Wegener, T.: Leitfaden Phytotherapie, 4. Auflage Urban & Fischer 2010

Gutachten des chemischen Laboratoriums Dr. E. Wessling in Altenberge zur mikrobiziden Wirkung eines Cystusextraktes auf Propionibacterium acnes, dem Erreger der Akne

Buchquellen und Leseempfehlungen

Biesalski, Hans-Konrad u. a.: Ernährungsmedizin, Stuttgart 1995

Burgerstein, Dr. Lothar: Burgersteins Handbuch Nährstoffe. Prävention und Therapie, 9. Aufl., Heidelberg 2000

Finzel, Dr. Susanne: Cistus incanus, 2. Aufl. 2011

Guddat, Falk: Cistus incanus – Natürlich gegen Grippe, Norderstedt 2006

Kasper, Heinrich: Ernährungsmedizin und Diätetik, 11. Aufl., München 2009

Harnisch, Dr. Günter: Cystus – Gesundheit und Schönheit, 3. Aufl., Bietigheim 2010

Leitzmann, C. und Watzl, B.: Bioaktive Substanzen in Lebensmitteln, Stuttgart 1999

Pandalis, Dr. Georgios: Cystus-Cystus 52, Dr. Pandalis Urheimische Medizin GmbH, Borgholzhausen 2020

Pott, R. und Hüppe, J., Spezielle Geobotanik – Pflanze – Klima – Boden, Berlin 2007

Pratt, S., Matthews, K.: Superfood, München 2005

Simonsohn, Barbara: Artemisia annua, 8. Aufl., Murnau a. Staffelsee 2022

Simonsohn, Barbara: Azidose-Therapie, 2. Aufl., Darmstadt 2017

Simonsohn, Barbara: Baobab. Die heilsame Frucht des Apothekerbaums, Murnau a. Staffelsee 2021

Simonsohn, Barbara: Baobab Superfood: Gesund und schön mit dem Nährstoff-Juwel aus Afrika, Aitrang 2015

Simonsohn, Barbara: Das Basische Prinzip. Dr. Jacobs Schutzformel gegen die größten Gesundheitskiller unserer Zeit, 2. Aufl., Murnau a. Staffelsee 2020

Simonsohn, Barbara: Die 5 »Tibeter« ganz einfach, Darmstadt 2020

Simonsohn, Barbara: Die Reiki-Schule für Einsteiger, 2. Aufl., Darmstadt 2018

Wegener, T., Kammerer, S. und Schilcher, H.: Leitfaden Phytotherapie, 4. Aufl., München 2010

Weidner, Christopher: Wunderpflanze Zistrose, 7. Aufl., Rottenburg 2019

Register

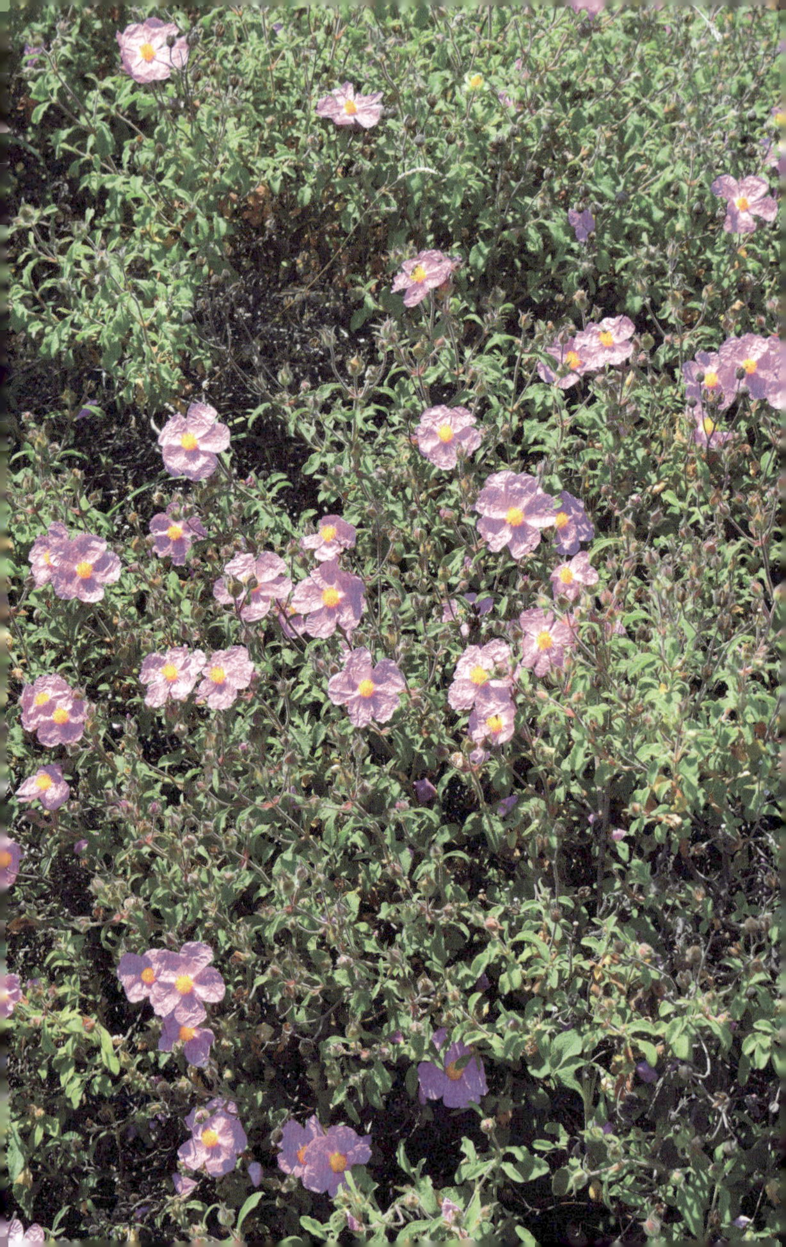

Bücher, die den Horizont erweitern

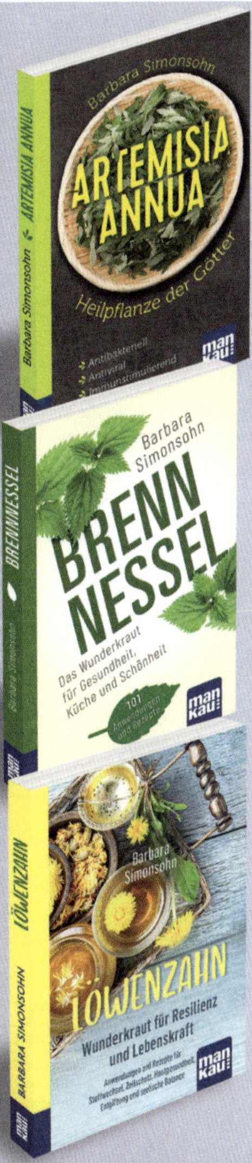

Barbara Simonsohn

ARTEMISIA ANNUA – HEILPFLANZE DER GÖTTER

8. Auflage

Antibakteriell – Antiviral – Immunstimulierend

8,99 € (D) | 9,20 € (A), ISBN 978-3-86374-474-8
Klappenbroschur, durchgehend farbig, 127 Seiten

Artemisia annua wurde zunächst durch die Wirkung des Artemisinins gegen Malaria bekannt. Doch der Einjährige Beifuß enthält über 600 weitere gesundheitlich bedeutsame Inhaltsstoffe, die u.a. antibakteriell, antiviral und immunstimulierend wirken. Studien belegen, dass das »Kronjuwel aus der Schatzkammer der TCM« auch bei Diabetes, Krebs, HIV-Infektion und sogar Covid-19 vielversprechende Wirkungen zeigt.

Barbara Simonsohn

BRENNNESSEL

Das Wunderkraut für Gesundheit, Küche und Schönheit. 101 Anwendungen und Rezepte

12,– € (D) | 12,40 € (A), ISBN 978-3-86374-652-0
Klappenbroschur, durchgehend farbig, 158 Seiten

Die »Königin der Beikräuter« bietet uns als Heilpflanze eine beispiellose Fülle an gesunden Inhaltsstoffen. Diese schützen u.a. Herz und Blutgefäße, wirken entzündungshemmend, schmerzlindernd und entgiftend, unterstützen das Immunsystem und die Blutbildung, stärken Knochen und Zähne und sorgen für gesundes, kräftiges Haar und schöne Haut. Nutzen Sie die Brennnessel für Gesundheit, Küche und Schönheit!

Barbara Simonsohn

LÖWENZAHN. WUNDERKRAUT FÜR RESILIENZ UND LEBENSKRAFT

Anwendungen und Rezepte für Stoffwechsel, Zellschutz, Hautgesundheit, Entgiftung und seelische Balance

12,– € (D) | 12,40 € (A), ISBN 978-3-86374-694-0
Klappenbroschur, durchgehend farbig, 159 Seiten

Ärgern Sie sich nicht, wenn der Löwenzahn Ihren Garten erobert – nutzen Sie ihn lieber als kraftvolle Heilpflanze und gesundes Lebensmittel! Dabei lassen sich alle Pflanzenteile verwenden – Blüten, Blätter, Wurzeln, Stängel, Knospen und Samen – und teilweise sogar ganzjährig ernten.